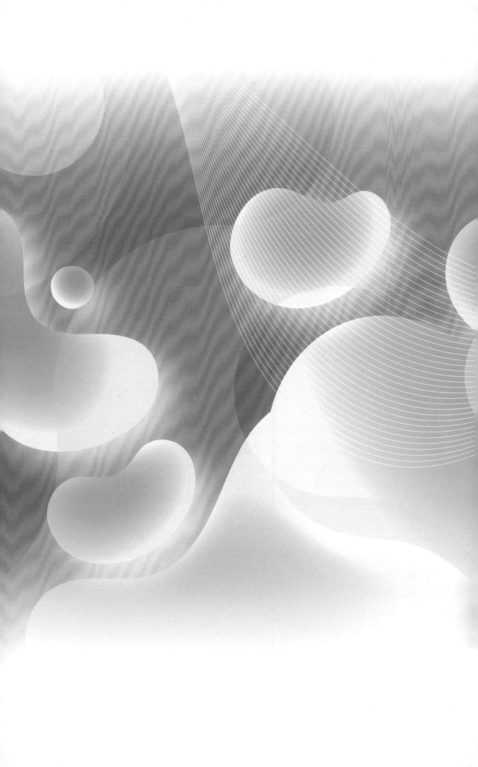

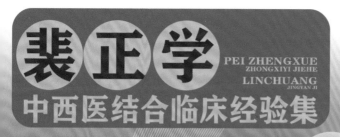

裴正学
PEI ZHENGXUE
ZHONGXIYI JIEHE
LINCHUANG
JINGYAN JI
中西医结合临床经验集

肿瘤

ZHONGLIU

黄邦荣 编

甘肃科学技术出版社

图书在版编目（CIP）数据

裴正学中西医结合临床经验集.肿瘤 / 黄邦荣主编
. -- 兰州 : 甘肃科学技术出版社, 2022.1
　ISBN 978-7-5424-2907-0

　Ⅰ. ①裴… Ⅱ. ①黄… Ⅲ. ①肿瘤–中西医结合–临
床医学–经验–中国–现代　Ⅳ. ①R2-031

中国版本图书馆CIP数据核字（2022）第004391号

目录

目录

第一章 脑瘤

一、解剖生理及病理

脑分为大脑、间脑、小脑和脑干。脑是人类高级神经活动、意识、思维的器官，是全身各系统的最高指挥官，关系到人的生命活动、社会活动和生产劳动。脑瘤大多为颅内肿瘤，可分为原发性及继发性，原发性颅脑肿瘤是发生于脑组织、脑膜、脑神经、垂体、颅内血管和胚胎组织的肿瘤；继发性颅内肿瘤则是其他恶性肿瘤转移至颅脑。

根据脑瘤的组织起源将之分为：①神经上皮组织起源的肿瘤；②脑瘤起源的肿瘤以及与脑膜相关的间叶组织肿瘤；③脑神经的 Schwan 细胞起源的肿瘤；④血管成分起源的肿瘤和瘤样病变；⑤淋巴组织和造血组织起源的肿瘤；⑥胚生殖细胞衍化的肿瘤；⑦垂体前叶组织衍化的肿瘤；⑧转移化肿瘤；⑨发育障碍形成的肿瘤和瘤样病变。

也有将病理特征与临床相结合分类，将脑瘤分为：①胶质细胞瘤，占脑瘤的 45%，居脑瘤之首；②脑膜瘤，占脑瘤的 15% 左右；③垂体腺瘤，新近报道发病率为 15% ~ 20%，多位于垂体前叶；④神经鞘瘤，占颅内肿瘤 10% 左右；⑤先天性肿瘤，约占颅内肿瘤的 10%；⑥其他少见瘤如脂肪瘤、淋巴瘤、黑色素瘤；⑦颅内转移瘤，占颅内肿瘤的 12% 左右，侵蚀入颅内者最常见是鼻咽癌。

二、诊断及治疗

（一）临床诊断

脑瘤是指原发于颅内的肿瘤，临床表现以头痛、呕吐、视力减退等神经系统症状为主。

临床症状主要有：①颅内压增高症状：临床常见的颅内压升高症状有：头痛、呕吐、视乳头水肿、视觉障碍、意识障碍等；②癫痫发作（刺激性症状）：几乎任何类型的癫痫皆可能在脑瘤病人身上见到，而以局部性癫痫并发、继发性大发作以及颞叶性癫痫最为常见；③全身性障碍（破坏性症状）：可由代谢障碍或内分泌的失调，引起生长、体型、性功能异常，它可由功能性（分泌型）脑垂体肿瘤所分泌激素的直接影响，产生巨人症、肢端肥大症、泌乳症、不孕症、月经失调，或由脑瘤压迫的间接影响而产生代谢低落症状；④局部神经功能障碍：病人可能会出现局部神经症状，如一侧肢体无力感或不灵活、一侧肢体感觉异常、走路不稳、言语困难、人格变化、视野缺损、局部性癫痫发作等。

结合颅骨 X 线片检查显示为颅内压增高，常表现颅缝分离、脑回压迹增多，后床突与鞍背脱钙、吸收或破坏，蝶鞍轻度扩大；CT 对脑瘤的诊断最有价值，诊断阳性率达 96%。

能清晰观察到肿瘤所处的位置、形态、大小、范围。能够显示出直径 1cm 以上的脑瘤影像，肿瘤的影像多为高密度表现，注射造影剂后有些肿瘤有增强效应，有利于诊断；核磁共振（MRI）的软组织分辨率比 CT 高，可多方位直接成像，可任意多层面扫描颅骨的任何部位，可以分辨 5mm 以下的病变，所以在颅内肿瘤的诊断中比 CT 更有价值；脑血管造影可以判断脑瘤的位置，从异常的病理性血管可为定性诊断参考依据，脑血管造影对血管性病变及肿瘤供血情况诊断价值较大；PET-CT 通过测定糖酵解程度，可区分鉴别肿瘤组织及正常组织；并可显示和评价肿瘤病灶内部血液流量、肿瘤病灶代谢状况、肿瘤恶性程度以及组织学分级，还适用于评估手术、放疗、化疗的效果，早期发现肿瘤复发，估计预后的情况等，有利于制订治疗方案及评估治疗效果；脑磁图检查及听觉脑干诱发电位对于大脑半球凸面肿瘤或病灶具有较高的定位价值，但对于中线、半球深部和幕下的肿瘤诊断困难。脑电图对颅内肿瘤的定位诊断较常规脑电图敏感。脑干听觉诱发电位记录可用来确定脑干功能障碍的部位。

（二）西医治疗

1. 手术治疗

对于原发性肿瘤，予以外科手术切除，尽可能将肿瘤细胞移除干净，避免细胞增生仍是最普遍的治疗模式。对于良性肿瘤，采用手术完全切除的几率较高，病人的存活率也较高，如大脑或小脑星状细胞瘤、蝶鞍颅咽管瘤、脑室脉络丛瘤等，不需进行放射线或化学药物治疗，复发几率低，但需定期做

CT 或 MRI 复检。对于一般的恶性脑瘤,如退行性星状细胞瘤、髓母细胞瘤、脑室膜瘤、畸胎瘤等,能够完全切除或接近完全切除者,预后较佳,但必须加上放射治疗及或化学药物治疗,方能达到控制肿瘤生长的目的。

2. 化学治疗

目前临床常用的化疗药物常用亚硝脲类、替莫唑胺为主的单一或者联合用药,疗效较肯定的 PCV 方案(甲基苄肼 + 长春新碱 +CCNU)主要用于少突胶质细胞瘤;替莫唑胺为胶质瘤的一线化疗方案;铂类为主的方案(如:顺铂、VP-16/VM-26、博来霉素联合方案)用于颅内生殖细胞肿瘤。

3. 分子靶向药物治疗

近年来,随着肿瘤分子生物学技术的迅速发展,对肿瘤在分子水平上的不断认识,多种不同机制的靶向药物进入了脑胶质瘤的研究,例如美国 FDA 已经批准贝伐珠单抗单药或者联合替莫唑胺、CPT-11 等治疗复发的脑胶质瘤以改善症状,但不推荐胶质瘤初治使用。

4. 放射线治疗

放射线治疗一般治疗约需 4 ~ 8 周,会依据不同的肿瘤病理诊断、分化程度及影像医学检查结果而决定照射范围的大小及剂量。对许多恶性肿瘤及无法安全切除的深部位良性瘤,放射线治疗是一种有效的方法。目前放射线治疗已发展至随形或定位方式,包括直线加速器的放射治疗、伽马射线定位放射手术、光子刀等。但部分恶性脑瘤仍需进行大范围脑部放射线治疗或全颅及脊椎放射治疗。

5. 介入治疗

由于脑瘤无论何种细胞类型，一般血供丰富，供养动脉粗大，因此适宜进行栓塞治疗，但由于血供丰富，灌注化疗用之较少，栓塞治疗多用于外科手术前，可明显减少肿瘤的血供，减少术中出血，有利于手术时肿瘤的完全切除且相当安全。栓塞还可使瘤体缩小，减轻部分临床症状，对无手术指征的患者也不失为一种较好的姑息治疗方法。对于胶质瘤、转移性脑瘤灌注化疗则更适合。

三、裴正学教授思维方法

裴正学教授认为：头为诸阳之会，十四经之手足三阳均交会于头巅，故头巅顶有"百会穴"之称，头属阳而脑属阴，阳气盛则阴邪不得入，正气虚则邪气乘虚而入，邪气入头，大寒至髓，上入络脑，是谓重阴，故头痛、眩晕、呕吐，甚至徇仆不知人。巅顶其位高而属阳，以风邪和火气最易引起头部的病变。脑为髓海，正常情况下，清气上扬而浊气下降，正气虚时则清气不得上升，浊气不得下降，格于奇恒之腑，则阴浊积于脑而发为肿瘤。脏腑功能失调以肝脾的功能失调为主。故脑瘤的内因有脾肾阳虚或肝肾阴虚，外因为寒气、邪毒入侵形成痰湿、瘀毒所致。因此认为气血瘀积、脾肾阳虚、肝肾阴虚、痰湿内阻、肝风内动等与脑瘤的发生和发展有一定的关系。脑瘤的中医药治疗总体原则应以缓则治其本，急则治其标；发作时多以化痰开窍、解毒化瘀、熄风降逆为法则，平时当以扶正固本，补肾填髓为法治其本，攻补兼施之法来进行治疗。使用补益肝肾药时多选用平补肝肾，补而不腻之品。血府逐瘀汤、通窍活血汤、三甲二地汤、兰州方是裴正学教授临床常用基础方。

四、中医辨证分型及方药

1. 气滞血瘀

证见：头痛头胀，面色晦暗，口干气短，视物模糊，口唇青紫，舌质紫暗，脉细涩。治宜：活血化瘀。

方药：血府逐瘀汤、通窍活血汤加味：当归 10g，生地 12g，桃仁 10g，红花 6g，枳壳 10g，赤芍 10g，柴胡 12g，川芎 10g，牛膝 15g，甘草 6g，桔梗 12g，葱白 5g，石菖蒲 10g，郁金 10g，远志 10g，水蛭 5g（分两次冲）。水煎服，一日 1 剂。

2. 脾肾双亏（两虚）

证见：头晕头痛，目眩耳聋，两目干涩，视力障碍，精神不振，腰膝酸软，气短懒言，倦怠无力，舌淡苔白润，脉细无力。治宜：健脾益肾，活血化瘀。

方药：兰州方加味：太子参 15g，党参 15g，北沙参 15g，人参须 15g，生地 12g，山药 15g，山茱萸 20g，桂枝 12g，白芍 15g，麦冬 10g，五味子 5g，枸杞 15g，鹿角胶 10g（烊化），菟丝子 15g，浮小麦 30g，马钱子 1 个（油炸）。水煎服，一日 1 剂。

3. 痰湿蕴脑

证见：头痛头胀，肢体麻木，半身不遂，恶心呕吐，语言謇涩，视物模糊，苔腻或薄腻，脉细弦或弦滑数。治宜：

燥湿化痰，软坚散结。

方药：三甲二地汤加味：鳖甲 15g（先煎），龙骨 15g（先煎），牡蛎 15g（先煎），龟板 15g（先煎），女贞子 15g，旱莲草 15g，生地 15g，旋覆花 15g，白芍 15g，牛膝 15g，骨碎补 15g，丹参 15g，红花 15g，磁石 15g（先煎），朱砂 2g（温水冲），夏枯草 15g，山慈菇 15g，海藻 15g，昆布 15g，三棱 15g，莪术 15g，半夏 15g，竹茹 15g，枳壳 15g，甘草 6g，茯苓 15g，酸枣仁 15g，远志 15g，五味子 15g。水煎服，一日 1 剂。

五、裴正学教授脑瘤用方解析

基础方：三甲二地汤：鳖甲 15g（先煎），龙骨 15g（先煎），牡蛎 15g（先煎），龟板 15g（先煎），女贞子 15g，旱莲草 15g，生地 15g，旋覆花 15g，白芍 15g，牛膝 15g，骨碎补 15g，丹参 15g，红花 15g，磁石 15g（先煎），朱砂 2g（温水冲），夏枯草 15g（冲服），山慈菇 15g，海藻 15g，昆布 15g，三棱 15g，莪术 15g。本方为湖南省中医研究院治疗颅内肿瘤方，根据脑瘤的病因病机，治宜：化痰涤浊以消积，开郁理气通络；或滋肾填髓以熄风；或解毒化瘀而散结。本方以三甲、磁、朱潜阳熄风镇静安神；二至、生地、牛膝、白芍、旋覆花、骨碎补益肾肝滋阴；丹参、红花活血化瘀；夏枯草、山慈菇、海藻、昆布、三棱、莪术行气通络，化痰散结，本方融化痰散结、活血化瘀、滋补肝肾、重镇潜阳为一体，乃治疗脑瘤之集大成者，为治疗脑瘤之基本方，凡脑神占位性病变者均可以此为基础加减论治。

通窍活血汤：出自《医林改错》，赤芍 10g，川芎 6g，桃仁 10g（研泥），红枣 7 个（去核），红花 10g，老葱 3 根（切碎），鲜姜 9g（切碎），麝香 0.15g（冲服），黄酒 250ml。方中赤芍、川芎行血活血，桃仁、红花活血通络，葱、姜通阳，麝香开窍，黄酒通络，佐以大枣缓和芳香辛窜药物之性。其中麝香味辛性温，功专开窍通闭，解毒活血（现代医学认为其中含麝香酮等成分，能兴奋中枢系统、呼吸系统及心血管系统，具有一定抗菌和促进腺体分泌及兴奋子宫等作用），因而用为主要药；与姜、葱、黄酒配伍更能通络开窍，通利气血运行的道路，从而使赤芍、川芎、桃仁、红花更能发挥其活血通络的作用。

六、裴正学教授临床病案举例

例 1：患者李某，女，10 岁，青海省乐都县某小学学生，2006 年 11 月，因头疼、呕吐、右下肢麻木伴走路不稳，就诊于青海省人民医院。经 CT、核磁共振等检查，诊断为小脑右侧脑胶质瘤。患者本人及家属不愿意接受手术，故为求中西医结合治疗遂求诊于裴正学教授。初诊证见头痛头晕、恶心呕吐、右侧肢体麻木、下肢无力、走路不稳、舌质红、苔薄白、脉弦滑数。

【西医诊断】小脑右侧脑胶质瘤；梗阻性脑积水。

【中医辨证】正气亏虚，湿毒蕴脑。

【治宜】温阳化水，活血化瘀，软坚散结。

【方药】三甲二地汤加味，处方：桂枝 10g，附子 6g，生地 12g，熟地 12g，山药 10g，山茱萸 20g，茯苓 12g，泽泻

10g，丹皮 6g，龟板 15g（先煎），鳖甲 15g（先煎），牡蛎 15g（先煎），红花 6g，麦冬 10g，天冬 10g，麻黄 10g，川牛膝 15g，破故纸 10g，丹参 10g，砂仁 3g（后下），三棱 10g，莪术 10g，海藻 10g，昆布 10g，槐花 10g，夏枯草 15g 水煎，取汁 600ml，分 4 次 2 日服完（即每日 2 次，每次 150ml，于早晚饭后服），另水蛭 6g（分冲）。裴正学教授言：水蛭为化瘀之神品，生用则功专力宏。患者服药 1 月后症状明显减轻，继而随证加减化裁。患者服用中药 1 年后行走平稳，已无任何不适感，面色红润，恢复正常学习生活。复查 CT 小脑右侧脑胶质瘤体已缩小至原肿瘤的 1/3。患者信心倍增，坚持服药至 2011 年，其后失联。

例 2：患者苏某，男，28 岁，兰州市自由职业者。患者于 2008 年 10 月在兰州大学第二医院行开颅手术，切除右脑额叶胶质细胞瘤，术后放疗。2008 年 11 月 4 日初诊证见：头疼、头晕、乏力，右侧颜面及头部肿胀不适，舌质暗红，苔薄黄，脉沉细无力。

【中医辨证】脾肾双亏，瘀血内阻。

【治宜】健脾益肾，活血化瘀。

【方药】人参须 15g，太子参 15g，北沙参 15g，党参 15g，生地 12g，山药 10g，山茱萸 30g，桂枝 10g，白芍 15g，炙甘草 6g，生姜 6g，大枣 4 枚，麦冬 10g。30 剂，一日 1 剂。服用 1 月，各诸症减轻。复查 MRI 示："脑额叶肿瘤术后放疗后改变"，其他实验室检查结果均正常。

按：近年来实验研究表明中药补肾健脾通过改善机体之

造血系统、免疫系统、植物神经系统和内分泌系统，从整体上根本改善机体的反应性。其中补肾重在改善机体的特异性免疫系统、造血系统和内分泌系统，而健脾重在改善机体的非特异性免疫系统和植物神经系统。西医放、化疗针对病原致病性，可以直接杀伤或抑制肿瘤细胞。中药扶正能够大大减少放、化疗的副作用，从而加强放、化疗的疗效。中药扶正固本与西医放、化疗等结合形成互补是当代内科领域中治疗恶性肿瘤的有效模式。

七、古今各家学说荟萃

《灵枢·厥病》云："真头痛，头痛甚，脑尽痛，手足寒至节，死不治。"

《素问·奇病论》指出："人有病头痛以数岁不已……当有所犯大寒，内至骨髓，髓者以脑为主，脑逆，故令头痛……病名曰厥逆。"

《证治要诀》说"有头风证，耳内常鸣，头上有鸟雀啾啾之声，……此头脑挟风所为也。"

《中藏经》云："头目久痛，卒视不明者死。"

《证治准绳》云："雷头风，头痛起核块者是也，或云头如雷之鸣也，为风邪所客，风动则作声也。"

王禹堂认为：脑瘤的发生与肝肾关系密切，肾精虚损首选六味地黄丸，肝郁脾虚以逍遥散加减；脑瘤的发生与"心主神明"失常也有关系，重视养心安神，用石菖蒲、郁金等；灵活运用祛风、化痰、化瘀药，高巅之上，唯风可到，风药多味薄，上行入头。原发性脑瘤的形成多与痰有关，常用白附子、瓜蒌等化痰散结；"脑络虚损"为最终病机，脑瘤的形成与脑络虚损直接相关，虫类药味辛，善剔络邪，常用乌蛇、全蝎。

沈敏鹤认为：脑瘤的形成是因为上焦多瘀，宜化瘀通络，用通窍活血汤加减；中焦多痰，宜健脾化湿，化痰熄风；下焦多虚，宜补肾填精，以六味地黄汤加减。

孙桂芝将脑瘤分为：脾肾亏虚、肝风内动、痰湿内结、毒瘀互阻四型，采用补益脾肾、平肝熄风、化痰祛湿、化瘀解毒等法，辨病辨证结合，收效显著。

周仲瑛认为：脑瘤发病不外气血郁结、痰凝湿滞、经络瘀阻、热毒内蕴，导致正气亏虚，热毒痰瘀凝聚，久而成癌，常用治法为培补肝肾、祛风化痰、行瘀解毒。

潘国贤认为：脑瘤是因髓海受损、痰瘀凝聚、引动肝风、伤阴损阳所致，治以熄风清热、化痰散结、祛瘀通络为主，佐以滋补肝肾

朴炳奎认为：本病源于三焦虚损、痰瘀闭窍、风邪内动，健脾益气、补肾益精治本，化痰开窍、抗癌解毒治标。

孙桂芝认为：脑瘤属脾肾亏虚、髓海不足、痰湿瘀毒、入颅为瘤，肝阴虚损、阳亢化风、入脑合毒为害，采用补益脾肾、平肝熄风、化痰祛湿、化瘀解毒等法。

第二章　鼻咽癌

一、解剖生理及病理

鼻由外鼻、鼻腔、鼻窦三部分组成，为呼吸通道，具有嗅觉、共鸣、反射等功能；咽是呼吸道与消化道的交叉通道，上起颅底，下达环状软骨平面下缘，分为鼻咽、口咽和咽喉三部分，具有呼吸功能、防御保护功能、共鸣作用、调节中耳气压作用。

肿瘤活组织病理检查是确诊鼻咽癌的唯一手段。鼻咽癌常发生于鼻咽顶后壁的顶部，其次为侧壁，发生于前壁及底壁者极为少见。

1. 鼻咽癌形态分类

结节型、菜花型、黏膜下型、浸润型和溃疡型。结节型或菜花型肿瘤可向鼻咽腔内突出，而浸润型、黏膜下型和溃疡型多在黏膜下层生长。

2. 组织学分类

（1）原位癌：原位癌细胞增生，呈花蕾状或钉突状突向上皮下，在癌细胞与其下的黏膜固有层之间仍然有清楚的基底膜将之分隔。原位癌细胞较之正常上皮细胞，核浆比例增大，即其核面积显著增大。

（2）浸润癌

①微小浸润癌：是指基底膜被癌细胞破坏，但浸润范围未能超过光镜下 400 倍的视野。细胞形态较原位癌异型程度明显，穿过基底膜呈浸润性生长。

②鳞状细胞癌：鼻咽癌大多起源于柱状上皮，但大多数鼻咽癌却是鳞状细胞癌。切片中鳞状分化特征有角化珠、细胞内和细胞外的角化、细胞间桥、癌细胞巢中细胞的排列层次似鳞状上皮，细胞并不呈合体细胞样。根据癌细胞鳞状分化程度的高低，可以将鼻咽鳞状细胞癌分为高度、中度和低度分化三级。

③高度分化的鳞状细胞癌：大部分癌组织中可见细胞间桥或角化者称为分化好的鳞状细胞癌或角化鳞状细胞癌。癌巢内一般没有淋巴细胞浸润，有时也可见到个别散在的淋巴细胞。癌巢境界一般比较清楚，有时有完整的膜包绕。这型癌的间质多数是纤维组织型。伴有中性白细胞、淋巴细胞、浆细胞等浸润，但浆细胞一般不太多。

④中度分化的鳞状细胞癌：是指在癌组织中见到清楚的细胞间桥和／或角化，不是个别存在而是有一定数量的鼻咽癌。无论是细胞内或细胞外角化的数量远较高度分化的鳞状细胞癌少得多。癌巢内有数量不等的淋巴细胞浸润，巢周有多少不一的浆细胞，间质改变的情况与低度分化的鳞状细胞癌类似，而与高度分化的鳞状细胞癌不同。

⑤低度分化的鳞状细胞癌：光镜下也可见到一定数量的

癌细胞，出现细胞间桥或细胞内角化，但是数量少。癌细胞核深染。核仁肥大，常带些嗜碱性的伊红染色。癌巢与间质的分界比较清楚，但也可与间质交错混杂在一起。癌巢中有数量不等的淋巴细胞浸润，间质可以呈多种类型，即淋巴类细胞丰富浸润型、肉芽组织型、纤维化型和固有组织型等。无论是哪一类型的间质，都伴有数量不等的浆细胞浸润。

（3）腺癌：鼻咽腺癌是发源于腺体的。

①高度分化的腺癌：癌实质与间质分界清楚，癌巢较明显。有的癌细胞排列成腺泡状；有的排列成高柱状导管样结构；有的呈腺样囊性癌或筛状癌的结构；有的为单纯腺癌。

②中分化腺癌：是指在癌组织中见到一定数量清楚的腺腔形成，但伴有部分未分化癌结构的腺癌，它们往往是上述高度分化腺癌进一步间变的结果，因此仍然保留部分高度分化腺癌的痕迹。

③低分化的腺癌：癌组织中可见清楚的腺腔结构，数量极少。大部分癌组织呈未分化癌的结构。肿瘤细胞呈泡沫状泡浆，Alcian 蓝染色为弱阴性。

（4）泡状核细胞癌：大部分癌细胞核呈空泡状变的鼻咽癌即可称为泡状核细胞癌。由于它具有比较特殊的形态以及经放射治疗后预后较好，因此独立为一型。所谓核的空泡状变，是说核大而圆或椭圆或呈肥梭形。核面积是淋巴细胞核面积的 3 倍以上。核内染色质较稀少，因而使核呈空泡状；染色质不均等地黏附于核膜内面，因而使之厚薄不均，最薄的地方甚至类似核膜缺损。诊断鼻咽泡状核细胞癌，必须在切片中找到75%以上的癌细胞核呈空泡状变，其余不到25%的癌细胞可以是低分化的鳞状细胞癌或未分化癌。将诊断泡状核细胞癌的标准定为具有75%以上的呈空泡状变的癌细胞，是因为如此才能显示它特有的生物学特性，即放射治疗后预后较好。

（5）未分化癌：癌细胞分布较弥散，常与间质相混杂。细胞中等大小或偏小，短梭形、椭圆形或不规则形，脑浆少，略嗜碱性。核染色质增加，颗粒状或块状，有时可见核仁。

二、诊断及治疗

（一）临床诊断

临床上有回缩性血涕、单侧性耳鸣，听力减退、耳内闭塞感、不明原因的颈淋巴结肿大、面部麻木、复视、伸舌偏斜、舌肌萎缩、头痛等症状者都应仔细做鼻咽镜和临床检查，才能早期发现鼻咽癌。

后鼻镜检查是经口腔后鼻镜检查，可观察到鼻咽腔内有无肿块及鼻咽黏膜有无糜烂溃疡、出血坏死等异常改变，并可通过后鼻镜活检；前鼻镜检查可观察鼻道有无肿块、出血、坏死物等，排除因下鼻甲肥大、鼻中隔偏曲引起的鼻塞；纤维鼻咽镜检查可清楚观察到鼻腔内及鼻咽腔内病变；CT能清楚地显示鼻咽腔、咽部软组织间隙、颞下窝、翼腭窝及鼻窦等的侵犯，因此CT对鼻咽癌有较高的定性和定位诊断价值；MRI可清楚显示头颅各层次、脑沟、脑回、灰质、白质和脑室、脑脊液管道、血管等，用SE法显示T1、T2延长高强度图像可以诊断鼻咽癌、上颌窦痛等，并显示肿瘤与周围组织关系；血管造影表现有血管扭曲分离、血管扩张变细、肿瘤血管、肿瘤染色、静脉早显、异位供血。

（二）西医治疗

鼻咽癌的治疗包括放射治疗、外科手术治疗和化学药物治疗、免疫治疗等。放射治疗是鼻咽癌公认首选治疗方法，鼻咽癌绝大多数为低分化鳞癌，对放射治疗敏感性较高，早中期病例可采取根治性放疗，晚期病例适当配合姑息性放射治疗。化疗对鼻咽癌有一定的近期疗效，中晚期病人常常放化疗配合应用，如新辅助化疗，同时期放化疗、辅助化疗，晚期病例出现远处转移者以化疗为主。常用化疗方案有 PF、CF+5-FU+DDP，有效率 90% 左右，其他还有 PFB、PMB、PFA、CBF、CAB 等方案。手术治疗只适用于对放射治疗不敏感（高分化）和放射治疗后残余或复发的病例。

1. 放射治疗

放疗是鼻咽癌最主要的治疗手段，通常采用面颈联合照射，I、II 期患者采用单纯外照射；III、IV 期采用放疗 + 化疗的综合治疗模式；对晚期患者则采用以化疗为主的姑息性放射治疗；二维放射技术（2D-RT）及三维放射技术（3D-RT）是传统的鼻咽癌放射技术，肿瘤控制率不高，而且具有严重的远期毒副反应；调强适形放疗（IMRT）已逐渐成为鼻咽癌的标准放疗技术，鼻咽癌 IMRT 后 5 年局部控制率约 93%，5 年总生存率约 80%。

2. 化学药物治疗

同期化疗中主要以顺铂为主，同期中 DDP 累积剂量需达到 $200mg/m^2$，研究奈达铂或者卡铂可在同期化疗替代顺铂；辅助化疗指在放射治疗后使用，常用方案有 PF 方案或长期低剂量口服卡培他滨（$625mg/m^2$ bid）；诱导化疗指在放射治疗前使用，常用方案有 TPF 方案、TP 方案、GP 方案、PF 方案、DDP+EPI+PTX 方案等。

3. 靶向治疗

表皮因子生长受体（EGFR）在鼻咽癌中表达率高达 80%-90%，尼妥珠单抗、西妥昔单抗显示出了较好的近期疗效和耐受性。

4. 免疫治疗

PD-1/PD-L1 抑制剂联合化疗治疗鼻咽癌有效率可达 90% 以上，纳武利尤单抗、帕博利珠单抗、卡瑞利珠单抗、信迪利单抗等均显示出了良好的疗效。

5. 手术治疗

手术治疗在鼻咽癌中应用较少，常为残留 / 复发鼻咽癌的挽救手段。

6. 介入治疗

介入治疗鼻咽癌，主要是血管内灌注化疗或灌注化疗栓塞术。反复造影、微导管超选择、进行相关治疗，对于预防相关并发症的发生至关重要。

7. 其他

随着技术飞速发展，除上述治疗手段、方法外，粒子植入技术等在鼻咽癌及其他肿瘤的治疗中均显示出一定疗效，可参照相关章节、根据具体情况、患者病情酌情予以使用。

三、裴正学教授思维方法

裴正学教授认为本病的发生，是由于外感六淫邪气，或情志不遂气机阻滞，或饮食失调、痰食之滞，以致机体气血运行失常和脏腑功能失调，而致痰气凝结、气郁血逆、郁火相凝而导致本病的发生。本病初起多由外感六淫、肺失宣肃，或情志不遂、忧郁气结所致，证以邪实为主。气郁化火，肝胆火毒上逆，致肝郁火盛；肝郁气滞，损伤脾胃，或素体脾胃虚弱，或化放疗期间，胃失和降，脾失运化，而致痰湿凝滞，此时证大多属本虚标实，虚实夹杂。晚期以正虚为主，尤其放疗后大多表现为阴津亏损，证见气阴两虚，或肝肾不足。治疗注重病证结合，随证论治，放、化疗后配合中药扶正固本为主，常用紫龙消瘤汤、通窍活血汤、麦味地黄汤、养阴清肺汤、兰州方对证加减治。

四、中医辨证分型及方药

1. 邪毒肺热

证见：鼻塞，涕中带血，有时鼻腔干燥，鼻出热气，头痛，咳嗽，颈部肿块。舌质红，苔薄黄，脉浮数或滑数。宜宣肺清热，消痰散结。

方药：麻黄桂枝合剂、防风通圣散、抗癌五味消毒饮加减：麻黄10g，桂枝10g，杏仁10g，生石膏30g（先煎），甘草6g，川芎 10g，白芷 6g，细辛 3g，羌活 12g，独活 12g，防风 12g，银花 15g，连翘 15g，桔梗 15g，牛蒡子 10g，蚤休 15g，白花蛇舌草 15g，半枝莲 15g，草河车 15g，夏枯草 15g，海藻 10g，昆布 10g，三棱 10g，生牡蛎 30g（先煎），浙贝 15g，野菊花 10g，山豆根 15g。水煎服，一日 1 剂。加减：恶寒发热加薄荷、荆芥；咳嗽甚加杏仁、瓜蒌皮；鼻衄加犀龙汤（北沙参，麦冬，玉竹，石斛，丹皮炭，陈棕炭，薄荷炭，大蓟炭，怀牛膝，白茅根）；头痛甚者加白芷；鼻塞明显加辛夷、苍耳子；喘息者加定喘汤。

2. 肝郁痰凝

证见：颈部肿块显露，痰多黏稠，头痛，耳鸣，鼻塞，鼻衄或血涕，口苦口渴，心烦易怒，大便干结。舌质红，苔黄腻或厚黄，脉滑数。宜清肝、化痰、解郁，软坚散结。

方药：四逆散、龙胆泻肝汤、苍耳子散、升降散加减：柴胡 10g，枳实 10g，白芍 10g，甘草 6g，龙胆草 15g，黄芩 10g，山栀 10g，生地 12g，山豆根 15g，山慈菇 15g，白花蛇舌草 30g，郁金 6g，佛手 10g，柴胡 10g，土茯苓 15g，夏枯草 15g，生牡蛎 30g，辛夷 10g，浙贝母 9g，半枝莲 30g，苍耳子 10g，香附 6g，制半夏 10g，大黄 6g，蝉蜕 6g，姜黄 10g，僵蚕 6g。水煎服，一日 1 剂。加减：大便干结者加生大黄；苔厚腻者去生地，加三仁汤；纳差加谷麦芽、鸡内金；颈部肿块坚硬不移，加紫龙汤（紫草、龙胆草、夏枯草、马钱子、瓜蒌、桃仁、党参、玄参、山茱萸、山慈菇、山豆根）；咳嗽多痰加胆南星、天竺黄；胃纳欠佳，加鸡内金、焦三仙。

3. 气滞血瘀

证见：鼻塞，涕中带血色暗，头刺痛，入夜尤甚，或耳鸣。舌质暗红，边有瘀斑，苔薄，脉涩。宜化瘀散结，理气通窍。

方药：裴氏清震汤、空清膏、川芎茶调散加减，通窍活血汤、桃红四物汤亦可用之：苍术 10g，干荷叶 10g，升麻 3g，羌活 12g，防风 12g，黄芩 10g，白芷 6g，细辛 3g，连翘 15g，藿香 6g，柴胡 12g，当归 12g，川芎 9g，赤芍 15g，薏苡仁 30g，郁金 6g，苍耳子 15g，桃仁 10g，红花 6g，甘草 6g。水煎服，一日 1 剂。加减：头痛甚加清上蠲疼汤、僵蚕、藁本；鼻衄加奏龙汤（北沙参、麦冬、玉竹、石斛、丹皮炭、陈棕炭、薄荷炭、大蓟炭、怀牛膝、白茅根）。

4. 阴虚火旺

证见：头晕目眩，耳鸣耳聋，鼻衄色鲜红，口鼻干燥，咽干喜饮，五心烦热，形体消瘦，干咳少痰，神疲乏力。舌质红，无苔或少苔，脉细数或细。宜养阴清热，益气生津。

方药：养阴清肺汤、母鸡汤、沙参麦冬汤、杞菊地黄汤加减：北沙参 15g，天冬 10g，麦冬 10g，天花粉 30g，玉竹 12g，浙贝母 30g，玄参 10g，生地 12g，山茱萸 15g，枸杞子 10g，菊花 10g，丹皮 9g，旱莲草 15g，女贞子 15g，菟丝子 15g，白花蛇舌草 30g，仙鹤草 30g。水煎服，一日 1 剂。加减：纳差加木香、草豆蔻；便秘加郁李仁、火麻仁；气虚明显加生黄芪、党参。

上述四个分型概括了不同发展阶段的鼻咽癌临床表现，所提供方药麻黄桂枝合剂（麻黄 10g，桂枝 10g，杏仁 10g，生石膏 30g，甘草 6g，川芎 10g，白芷 6g，细辛 3g，羌独活 12g，防风 12g）、防风通圣散、抗癌五味消毒饮、四逆散、龙胆泻肝汤、升降散、通窍活血汤、桃红四物汤、清上蠲疼汤、清空膏、川芎茶调散、裴氏清震汤（苍术 10g，干荷叶 10g，升麻 3g，羌活 12g，防风 12g，黄芩 10g，甘草 6g）、苍耳子散、紫龙汤（紫草、龙胆草、夏枯草、马钱子、瓜蒌、桃仁、党参、玄参、山茱萸、山慈菇、山豆根）、粜龙汤（北沙参、麦冬、玉竹、石斛、丹皮炭、陈棕炭、薄荷炭、大蓟炭、怀牛膝、白茅根）；养阴清肺汤、沙参麦冬汤、杞菊地黄汤，仅适应于各个阶段的对症治疗，但针对一个患者，不可能是单一证型，往往是多证错综，尚需临证用药，对于无特殊症状患者，给予长期服用兰州方。

五、裴正学教授鼻咽癌用方解析

基础方：养阴清肺汤：玄参 15g，甘草 6g，白芍 15g，麦冬 10g，生地 10g，薄荷 6g（后下），浙贝母 10g，丹皮 6g。本方出自《重楼玉钥》："经治之法，不外肺肾，总要养阴清肺，兼辛凉而散为主。"方中重用生地甘寒入肾、滋阴壮水、清热凉血，为君药；玄参滋阴降火，解毒利咽；麦冬养阴清肺共为臣药；佐以丹皮清热凉血，散瘀消肿；白芍敛阴泄热和营，贝母清热润肺，化痰散结；少量薄荷辛凉散邪，清热利咽，甘草清热解毒，利咽，诸药配伍，共奏养阴清肺，解毒利咽之功。

六、裴正学教授临床病案举例

例1：患者张某，女，55岁。主诉：鼻咽癌放疗后8月余，鼻咽癌复发1月。现病史：患者于2010年3月体检时发现左胸锁乳突肌后淋巴结肿大，经鼻咽镜及细胞学病理检查确诊为鼻咽癌。在甘肃省某医院放疗两个疗程，病情得以控制。2010年12月，于左颌下发现肿物，诊断为鼻咽癌复发。再次放疗后出现头晕目眩，两耳针刺样疼痛，流出黄色浓液，耳鸣耳聋，面颊部红肿、硬痛、灼热，口鼻干燥，五心烦热，形体消瘦，干咳少痰，舌质红，少苔，脉细数。

【西医诊断】鼻咽癌。

【中医诊断】鼻痔。

【中医辨证】气阴两虚、痰瘀互结。

【治宜】益气养阴。

【方药】养阴清肺汤、沙参麦冬汤、杞菊地黄汤加减：北沙参15g，天冬10g，麦冬10g，天花粉30g，玉竹12g，浙贝母30g，玄参10g，生地12g，山茱萸15g，枸杞子10g，菊花10g，丹皮9g，旱莲草15g，女贞子15g，菟丝子15g，白花蛇舌草30g，仙鹤草30g。每日1剂，服15剂。耳鼻渗液明显减少，口腔溃疡得到控制，口鼻干燥、五心烦热、乏力明显缓解，颌下肿物仍然存在。二诊处方海藻玉壶汤、升降散加减：当归10g，川芎10g，半夏6g，陈皮6g，茯苓12g，甘草6g，海带10g，昆布10g，海藻15g，独活10g，连翘15g，浙贝母10g，大黄6g，蝉蜕6g，姜黄10g，僵蚕6g。服15剂，患者胸锁乳突肌后淋巴结明显缩小，余症状均有明显好转。三诊处方兰州方加减：北沙参 15g，太子参 15g，人参须 15g，潞党参 15g，生地 12g，山药 10g，山茱萸 30g，桂枝 10g，白芍 10g，生姜 6g，甘草 6g，大枣 4 枚、麦冬 10g，五味子 3g，浮小麦 30g，三棱 10g，莪术 10g，海藻 10g，昆布 10g。服 30 剂。至 2013 年存活，定期门诊复诊，其后失联。

例 2：患者柳某，男，31 岁，主诉：鼻咽癌放疗 1 周。现病史：患者 2011 年 4 月出现夜间鼻塞，于甘肃某医院就诊，鼻咽镜检查占位病变，病理活检确诊鼻咽癌。行放疗 1 周，患者出现明显的鼻干、鼻塞，时有脓涕，涕中带血，口腔溃疡，大便干结，鼻出热气，头痛，咳嗽，右侧颈部麻木伴肿块。查白细胞 2.2×10^9/L。面色苍白，脉滑数，舌质红，舌苔黄。

【西医诊断】鼻咽癌。

【中医诊断】鼻痔。

【中医辨证】邪毒肺热。

【治宜】宣肺清热，消痰散结。

【处方】以麻黄桂枝合剂、抗癌五味消毒饮、抗癌四对加减：麻黄 10g，桂枝 10g，杏仁 10g，生石膏 30g（先煎），甘草 6g，川芎 10g，白芷 6g，细辛 3g，羌独活各 10g，防风 12，蚤休 15g，白花蛇舌草 15g，半枝莲 15g，虎杖 15g，夏枯草 15g，海藻 10g，昆布 10g，三棱 10g，莪术 10g。服 15 剂。

二诊：2011 年 5 月，患者头痛、鼻塞、咳嗽均明显减轻，脓涕已除，口腔溃疡仍存在，但痛感减轻，大便不干，右侧颈部仍麻木，进食改善，脉细，舌质偏红，舌苔不干。二诊于上述基础上加柴胡四逆散：麻黄 10g，桂枝 10g，杏仁 10g，生石膏 30g，甘草 6g，川芎 10g，白芷 6g，细辛 3g，羌独活各 10g，防风 12、蚤休 15g，白花蛇舌草 15g，半枝莲 15g，虎杖 15g，夏枯草 15g，海藻 10g，昆布 10g，三棱 10g，柴胡 10g，枳实 10g，白芍 10g，甘草 6g。服 30 剂，

三诊：患者上述症状均明显减轻，但乏力，食欲不振，脉沉细，舌质偏红，舌苔白、厚腻。给予香砂六君、养阴清肺汤、兰州方核心汤加减：木香 6g，草寇 6g，党参 15g，白术 10g，茯苓 12g，甘草 6g，半夏 6g，陈皮 6g，玄参 10g，生地 12g，麦冬 10g，浙贝母 20g，桔梗 20g，北沙参 15g，太子参 15g，人参须 15g，山药 10g，山茱萸 30g。服 30 剂，复查无复发，无特殊不适，定期门诊复诊。

七、古今各家学说荟萃

《素问玄机原病式》："衄者，阳热怫郁……则血妄行，为鼻衄也。"

《外科正宗》："失荣者……其患多生肩之已上，初起微肿，皮色不变，日久渐大，坚硬如石，推之不移，按之不动；半载一年，方生阴痛，气血渐衰，形容瘦削，破烂紫斑，渗流血水。或肿泛如莲，秽气熏蒸……犯此俱为不治。"

《医宗金鉴》："此疽生于颈项两旁，形如桃李，皮色如常，坚硬如石，臀痛不热。……初小渐大，难消难溃，既溃难敛，疲顽之证也。"

《疡科选粹》："只生一个于颈项者，名单瘰疬……初则单

生,后重叠见之,名重瘰疬。药石无动,针灸难效,万死一生。"

邱宝珊治疗鼻咽癌注重综合治疗:一注重辨证分型:痰浊结聚型、气血凝结型、火毒困结型;二攻邪不伤正;三注重情志调理;四药疗食疗相互配合。

易凡治疗鼻咽癌强调整体观念,以放疗结合中医辨证治疗鼻咽癌,并针对晚期鼻咽癌邪盛正衰、毒邪循经播散的具体病情,强调整体观察,调节人体功能平衡。

张志远强调以清热解毒法治疗鼻咽癌:土贝母、山慈菇、无花果、蜂房;头痛加苍耳子、辛夷、蔓荆子;淋巴结肿大用黄药子、蛇莓、蜈蚣;鼻衄用仙鹤草、紫参、青黛。

第三章　甲状腺癌

一、解剖生理及病理

甲状腺位于甲状软骨下方，气管两旁，上极平甲状软骨中点，下极平第六气管软骨，正常甲状腺重量约 15～30g；其可合成、贮存、分泌甲状腺素（90%T4+10%T3），甲状腺素作用：①增加机体氧耗及产热；②促进蛋白质、碳水化合物和脂肪分解；③促进人体生长发育及组织分化。

甲状腺癌病理分为四类，即乳头状腺癌、滤泡状腺癌、髓样癌和未分化癌。其中，乳头状腺癌多见，约占 70%；滤泡状腺癌次之，占 15%～20%；髓样癌和未分化癌各约占 5%。甲状腺乳头状癌术后 10 年生存率93.9%，滤泡状腺癌预后较乳头状癌差，10 年生存率30%～80%，甲状腺髓样癌恶性程度介于分化型和未分化型之间，10 年生存率69%，未分化型癌预后很差，多数在 1 年内死亡，五年生存率5%～15%。

二、诊断及治疗

（一）临床诊断

甲状腺癌的患者通常因甲状腺肿物和颈部包块就诊。乳头状腺癌多见于 40 岁左右的患者，女性多于男性，甲状腺肿块多为单发，肿块大小不一，质地硬而不规则，活动差，肿物大者有部分囊性变，颈部转移常见，伴有淋巴结转移，血行转移不多见。滤泡状癌淋巴结转移少见，而血行转移常有，多转移至骨、肺、脑等部位。髓样癌多局限于一侧腺叶，家族性髓样癌占 5% ~ 10%，常累及双侧腺叶，同时伴有嗜铬细胞瘤、甲状旁腺腺瘤等，顽固性腹泻也常伴发，为水样便，病灶切除后腹泻消失，此型淋巴结转移率高，且易血行转移。未分化癌老年人居多，甲状腺肿块或甲状腺结节多年，近期突然增大，发展迅速，很快形成双侧甲状腺或颈部巨大肿块，坚硬，固定，侵犯邻近器官引起声嘶，呼吸困难。淋巴结转移率高，且常远处转移。

细胞学诊断指在 B 超引导下进行的细针吸取活检能进一步提高准确性，尤其对于肿瘤直径较小、部位较深的或肿瘤质地不均匀伴液化的患者有益；针吸细胞学定性诊断可靠，可作为手术前初筛的诊断方法之一；超声诊断可以精确地判断肿块为实性、呈囊性或囊实性，测定出结节的数目和大小，以及检测颈部肿大的淋巴结；高频超声和彩色多普勒显像对甲状腺微小癌诊断的检出率和准确率明显高于其他诊断；CT 诊断是甲状腺癌诊断的常用手段，典型 CT 表现为边界模糊，形态不规则，病灶密度不均匀，增强呈明显不均匀强化，病灶与邻近结构间脂肪间隙消失；甲状腺核素显像可对临床触及甲状腺结节提供精确定位并了解结节的功能状态，发现高危病人潜在或微小的癌灶，发现区域性或远处转移的甲状腺癌的原发灶，^{131}I 显像可评价疗效，对分化型甲状腺癌的术后复发和转移的敏感性较高，对扫描提示的热结节亦有助于排除甲状腺癌。

（二）西医治疗

甲状腺癌的处理涉及外科、放疗、内分泌治疗、化疗等等多学科，手术是主要的治疗手段。甲状腺癌确诊后，如果无明显的手术禁忌证应及时做原发灶和颈部转移灶的彻底清除，争取根治肿瘤。放射治疗是甲状腺癌的一种重要的辅助治疗，外照射对未分化癌的治疗效果最好，放射性核素 ^{131}I 对有碘吸收功能的滤泡状癌和乳头状癌远处转移或局部残留有很好的效果，由于其治疗的满意剂量和安全剂量的界限很接近，易造成不良并发症。全甲状腺切除的患者需终身服用甲状腺素，甲状腺癌的化疗效果不理想。

1. 分化型甲状腺癌的促甲状腺素抑制疗法

DTC 术后正确应用促甲状腺素（TSH）抑制疗法可使多数患者获得良好的疗效，局部复发率及远处转移率明显下降。

2. 核素碘治疗

口服核素碘后上消化道能迅速吸收，经血循环到达某些组织并浓集，且以功能性钠 – 碘迁移（NIS）表达，病变组织的滤泡越多，疗效也最好；乳头状腺癌摄碘较好；髓样癌摄碘甚少或几乎不摄碘，故疗效差；因未分化癌不摄碘，故几乎不用核素碘治疗。

3. 放射治疗

放射治疗对控制甲状腺癌的残留病灶及某些转移灶有一定疗效，特别是对一些不摄取核素碘的病灶，如梭形细胞及巨细胞癌更是理想治疗方法，可与核素碘治疗联合应用，可采用放射线治疗，亦可用外放射治疗。

4. 化学治疗

甲状腺癌对化学治疗的敏感性较差，多柔比星为主要药物，其他药物有依托泊苷、紫杉醇、顺铂、卡铂等。

5. 靶向药物治疗

美国 FDA 批准数种靶向药物可用于甲状腺癌的治疗，如多激酶抑制剂索拉非尼、乐伐替尼用于碘难治性分化型甲状腺癌；凡德他尼、卡博替尼用于甲状腺髓样癌；达拉非尼、曲美替尼联合应用于治疗伴有 BRAFv600 突变的甲状腺未分化癌。

6. 经皮乙醇注射治疗

主要用于实性小至中等结节的治疗，在结节内找到血管最丰富的区域后，用 21 ～ 22 号针头注入乙醇。治疗前和治疗后应追踪 TSH。此法可有 60% 左右的治愈率。乙醇注射主要用于治疗无功能性甲状腺结节，但是有转移和局部压迫症状者不能首选乙醇注射治疗。

三、裴正学教授思维方法

裴正学教授认为:甲状腺癌主要是由于情志内伤,饮食水土失宜,肝脾气逆,痰浊内生,气郁痰浊,结聚不散,气血为之壅滞,且血随气滞而成瘀,积久瘀凝成毒,气滞、痰浊、瘀毒三者痼结而成。病理是气滞痰凝壅结颈前,一般多属实证邪毒为主,重在祛邪解毒、软坚散结。病久,气血暗耗,脏腑阴阳气血甚虚,以致肿块增大迅速,质地坚硬,根固不移,终成虚实夹杂之证,应详加辨证。常用方剂:龙胆泻肝汤、抗癌四对、柴胡疏肝散、海藻玉壶丸、消瘰丸、托里透脓散、保元汤、养阴清肺汤、三术青草增液汤。

四、辨证分型及用药

1. 肝郁痰凝

证见:颈前瘿瘤隆起,逐渐增大,质硬或坚,胀痛压痛,吞咽稍动或固定不移,胸闷气憋,心烦易怒,头晕目眩,纳呆食少,口淡无味,肢体困倦。舌质红,苔黄腻,脉弦滑数。宜疏肝理气,清热化痰散结。

方药:龙胆泻肝汤、升降散、四逆散、柴胡疏肝散加减:龙胆草 15g,黄芩 10g,栀子 10g,柴胡 9g,生地黄 12g,丹皮 10g,当归 10g,僵蚕 10g,蝉蜕 10g,姜黄 6g,大黄 3g,山慈菇 15g,白芥子 10g,陈皮 6g,昆布 15g,海藻 15g,三棱 10g,莪术 10g,郁金 9g,牡蛎 15g,夏枯草 15g。水煎服,一日 1 剂。加减:咽颈不适者加射干、牛蒡子、桔梗;痰湿壅盛者加半夏、贝母、茯苓；疼痛严重者加延胡、川楝子。

2. 气滞血瘀

证见：颈前瘿瘤质地坚硬，迅速增大，固定不移，形如覆杯，胸闷，咳嗽痰多，或伴有颈前两侧瘰疬丛生，舌质青紫或有瘀斑瘀点，舌苔腻，脉弦或涩。宜理气活血，化痰消瘿。

方药：海藻玉壶丸、消瘰丸、茯苓杏仁甘草汤、金橘合剂加减：海藻 15g，海带 15g，昆布 15g，青皮 10g，清半夏 10g，浙贝母 15g，当归 9g，川芎 9g，郁金 6g，枳实 10g，玄参 15g，三棱 10g，莪术 10g，连翘 15g，陈皮 6g，橘核 15g，荔枝核 15，赤芍 15g，丹参 15g。水煎服，一日 1 剂。加减：肿块坚硬者惯用山夏五消二（山慈菇、夏枯草、五灵脂、蒲黄、浙贝母、玄参、牡蛎、元胡、川楝子、海藻、昆布、乳香、没药、三棱、莪术）；纳差、便溏者加四君子汤、淮山药健脾益气；郁久化热而烦躁不安，加夏枯草、紫草等。

3. 正虚邪盛

证见：颈前瘿瘤隆突，紧缚固定或溃破，胸闷憋气，心悸气短，肢倦乏力，纳呆食少，二便失调，形体消瘦。舌质暗淡或淡胖，苔少，脉沉细无力。宜益气养血，解毒消瘿，方用：托里透脓散、保元汤加减。

证见：三术青草增液汤：木香 6g，砂仁 6g（后下），党参 15g，茯苓 12g，黄芪 30g，麦冬 15g，玄参 15g，当归 10g，川芎 6g，赤芍 15g，白芍 15g，白术 15g，海藻 15g，昆布 15g，青皮 9g，半夏 10g，五味子 6g，夏枯草 15g，生牡蛎 30g，炙甘草 6g。水煎服，一日 1 剂。加减：胸闷气促，咳喘难以平卧者加葶苈大枣泻肺汤；食欲不振，恶心易吐者加生山楂、鸡内金、旋覆代赭汤以降逆开胃；气虚甚者，可去党参，改用人参；阴虚火旺，口舌生疮者，加玉女煎。

五、裴正学教授甲状腺癌用方解析

基本方：海藻玉壶汤：海藻 15g，浙贝母 10g，陈皮 6g，昆布 15g，青皮 6g，川芎 6g，当归 10g，连翘 10g，半夏 10g，甘草 6g，独活 6g，海带 15g。本方出自《外科正宗》，方中海、昆、夏、贝、翘化痰消肿，软坚散结消瘿；青皮、陈皮行气；当归、川芎调血，使痰消湿除气血通畅而瘿瘤渐消；独活通经活络；甘草调和诸药。

消瘰丸：出自《中医方剂临床手册》，玄参滋阴降火，苦寒消瘰；贝母化痰消肿，解郁散结；牡蛎咸寒，育阴潜阳，软坚消瘰，共奏清润化痰、软坚散结之功。诸药合用，对各种结节及瘰疬均有活效之作用。

六、裴正学教授临床病案举例

例 1：患者李某，男，65 岁。主诉：左颈部包块 10 年，声嘶 1 月，现病史：患者于 2011 年 5 月就诊于某医院，患者入院表现为饮食时出现呛咳，声嘶哑。B 超检查示：左侧甲状腺区一个 8cm×6cm×5cm 质硬肿块，活动稍差。颈部 MRI：左侧甲状腺明显增大，其内可见 55.4mm×49.8mm×58.0mm 的不规则结节状异常信号，T2WI 呈不均匀高信号影，T1WI 呈等低信号影，T1WI、T2WI 均可见边缘低信号的薄膜应，气管受压向右偏移。遂行左侧甲状腺肿物切除术，术后病理示：滤泡状腺癌。术后患者恢复尚可。2011年7月患者就诊于裴正学教授门诊，患者声嘶、胸闷、咳嗽痰多，舌质有瘀斑，舌苔腻，脉弦或涩。

【西医诊断】甲状腺癌。中医诊断：瘿瘤。

【中医辨证】气滞血瘀。

【治宜】理气活血化痰。

【处方】海藻玉壶丸加减：海藻玉壶丸、消瘰丸、金橘合剂加减：海藻15g，海带15g，昆布15g，青皮6g，清半夏10g，浙贝母15g，当归9g，川芎9g，郁金6g，橘叶10g，枳实10g，玄参15g，浙贝15g，牡蛎15g（先煎），三棱10g，莪术10g，连翘15g，陈皮6g，橘核15g，荔枝核15g，赤芍15g，丹参15g。口服15剂后患者上述症状缓解。

二诊于原方基础加兰州核心：海藻15g，海带15g，昆布15g，青皮6g，清半夏10g，浙贝母15g，当归9g，川芎9g，郁金6g，橘叶10g，枳实10g，玄参15g，浙贝15g，牡蛎15g（先煎），三棱10g，莪术10g，连翘15g，陈皮6g，橘核15g，荔枝核15g，赤芍15g，丹参15g，北沙参15g，太子参15g，人参须15g，潞党参15g，生地12g，山茱萸30g。上方长期服用至2013年，定期复查，未见复发。

例2：患者蒙某，女，68岁。主诉：甲状腺癌术后5年，呛咳2月，现病史：患者于2006年3月因右颈部包块，就诊于某医院，行相关检查，考虑甲状腺癌，遂行右侧甲状腺肿物切除术，术后病理示：甲状腺乳头状腺癌。术后患者恢复尚可。2011 年 6 月患者就诊于裴正学教授门诊，患者饮食时呛咳，声嘶哑，胸闷憋气，心悸气短，肢倦乏力，纳呆食少，二便失调，形体消瘦。舌质暗淡或淡胖，苔少，脉沉细无力。

【西医诊断】甲状腺癌。

【中医诊断】瘿瘤。

【中医辨证】正虚邪盛。

【治宜】益气养血，解毒消瘿。

【方药】托里透脓散、保元汤加减：木香 6g，砂仁 6g（后下），党参 15g，茯苓 12g，黄芪 30g，麦冬 15g，玄参 15g，当归 10g，川芎 6g，赤芍 15g，白芍 15g，白术 15g，海藻 15g，昆布 15g，青皮 9g，半夏 10g，五味子 6g，夏枯草 15g，生牡蛎 30g（先煎），炙甘草 6g。口服 15 剂后患者上述症状缓解。

二诊调整为三术青草增液汤加兰州方核心：三棱 10g，莪术 10g，青皮 6g，夏枯草 15g，生地 12g，玄参 15g，胆南星 10g，独活 12g，白芍 15g，川芎 6g，当归 10g，生地 12g，山药 10g，山茱萸 30g，丹皮 6g，泽泻 10g，煅瓦楞 15g，牡蛎 15g，浙贝母 15g，北沙参 15g，太子参 15g，人参须 15g，潞党参 15g，生地 12g，山茱萸 30g。上方长期服用至 2013 年，定期复查，未见复发。

七、古今各家学说荟萃

《三因方》中对五瘿的临床表现做了具体描述，坚硬不可移者，名曰石瘿；皮色不变，即名肉瘿；筋脉露结者，名筋瘿；赤脉交络者，名血瘿；随忧愁消长者，名气瘿。

《圣济总录》中提出"石（瘿）与泥（瘿）同因山水饮食而得之"。

《诸病源候论》"瘿候"论曰："瘿者，由忧患气结所生……"《外台秘要》中曾有"石瘿不可治疗"的记载，说明本病预后多不佳。

秦伯未："瘿瘤形状并不一致，有或消或长，软而不坚，皮色如常的；有软如棉，硬如馒，不紧不宽，形如覆碗的；有坚而色紫，青筋盘曲，形如蝗蚓的；有色现紫红，脉络露见，坚硬如石，推之不移，紧贴于骨的；也有皮色淡红，软而不硬的。"由此可见，"瘿瘤"是非常复杂的，包括多种甲状腺疾患。而甲状腺癌的一些表现，类似于石瘿"坚石不可移者"的论断。

郭志雄认为：甲状腺癌可分为痰瘀交阻、肝郁痰凝、血瘀寒凝、阴虚火郁四型。痰瘀交阻型当化痰软坚、消散瘿瘤，可选海藻玉壶汤加消瘰丸化裁；肝郁痰凝型当理气消瘿、化痰散结，可选柴胡疏肝散加三棱煎化裁；血瘀寒凝型当活血散寒、软坚散结，可选小活络丹加补阳还五汤化裁；阴虚火郁型当清心养阴、化痰软坚，可选自拟清心软坚汤加二至丸化裁。

朴炳奎认为：本病属痰气交阻而成，临床应分清实火、虚火及正气虚实。甲状腺癌初期可分为痰气凝结、热毒内盛、痰瘀互结三型；中晚期可分为气血双亏、痰瘀阻滞，气阴两虚、余毒未清，心肾阴虚三型；术后则多为气血不足。

第四章 原发性支气管肺癌

一、解剖生理及病理

（一）解剖生理

肺是呼吸器官，位于胸腔内膈的上方，纵隔两侧，左右各一。肺呈圆锥形，有一尖、一底、三面、三缘。左肺根的结构自上而下：左肺动脉、左主支气管、左肺下静脉；右肺根的结构自上而下：右主支气管、右肺动脉、右肺下动脉。肺的生理功能主要包括外呼吸（肺通气、肺换气）及内呼吸（气体在血液中的运输、呼吸运动的调节）。

（二）病理和分类

1. 按解剖学部位分类

位于肺的边缘者称周围型，占全部肺癌的30%左右，通常以腺癌较多见，癌组织多生长于段支气管及其分支以下；位于肺门附近的称中心型，占全部肺癌的70%左右，癌组织生长于总支气管或叶支气管，通常以鳞癌和未分化癌最多见。除此之外也有极少数肺癌生长在气管或支气管分叉处，但十分少见。

2. 按组织病理学分类

（1）非小细胞肺癌

①鳞状上皮细胞癌（简称鳞癌）：常见于中老年男性，与吸烟有密切关系，属中心型者多，因其经常侵犯叶段以上支气管，并在黏膜下生长，因而容易造成支气管狭窄，在发病早期即可导致肺不张和阻塞性肺炎。鳞癌组织容易变性、坏死，并形成空洞和脓肿、出血。典型的鳞癌细胞呈鳞状上皮样排列，细胞为多边形，有核分裂现象，癌细胞间可有细胞间桥或角化珠。鳞癌细胞生长较慢，转移较晚，但常有局部肋骨破坏。因其转移较晚，故手术机会较多，五年生存率高。

②腺癌：包括腺泡状腺癌、乳头状腺癌、细支气管 - 肺泡细胞癌等，此癌多见于女性，以中老年为多见，与吸烟关系不大。癌组织易侵犯叶段以下气管，因此周围型肺癌中，以此型为多见。癌细胞多呈乳头状结构，细胞大小比较一致，核大、核仁清晰，染色较深、核膜比较清楚。癌组织易转移，主要是通过血行转移，因此常在脑、肝、骨等器官发现转移灶，当然也常转移至胸膜，成血性胸水。

③大细胞癌：包括巨细胞癌、透明细胞癌。可发生在肺门附近或肺边缘的支气管。细胞较大，转移较小细胞未分化癌晚，手术切除机会较大。

④其他：腺鳞癌、类癌、肉瘤样癌、唾液腺癌等。

（2）小细胞肺癌：包括燕麦细胞型、中间细胞型、复合燕麦细胞型。癌细胞多为类圆形或菱形，胞浆少，类似淋巴细胞。燕麦细胞型和中间型可能起源于神经外胚层。细胞浆内含有神经内分泌颗粒，具有分泌和化学受体功能，能分泌出肽类物质，可引起类癌综合征。小细胞肺癌在其发展的早期多已转移到肺门和淋巴结，并由于其侵犯血管，在诊断时大多已有肺外转移。

二、诊断及治疗

（一）临床诊断

凡年龄在 40 岁以上，尤其是有长期吸烟史的男性，出现下列症状之一者，均应进一步排除肺癌。①刺激性咳嗽持续 2 周以上。②持续性痰中带血。③单侧性或局限性喘鸣音。④反复性同一部位之肺炎。⑤原因不明的肺脓肿，反复发作，药物治疗无效者。⑥原因不明的四肢关节疼痛及杵状指。⑦X 光片局限性肺气肿、局限性肺不张。上述症状之一存在，通过 X 光片、CT 断层、脱落细胞、支气管镜、活组织检查等可以确诊。

X 线检查可见周围型肺癌呈圆形或类圆形，内见分叶、边有毛刺或脐样切迹，早期密度较淡，晚期则增高，边界清楚。中心型肺癌常见肺门不规则肿块，此种肿块由原发癌与肺门淋巴结、纵膈淋巴结转移融合而成；CT 检查的优点在于能够发现小病灶和位于心脏后、脊柱旁、肺尖、近膈面及肋骨头部位的病灶，CT 还可早期发现肺门和纵膈淋巴结的肿大，更易发现肿瘤有无侵犯邻近器官，增强 CT 检查较平扫更有价值；核磁共振显像与 CT 检查相比，在明确肿瘤与大血管的关系方面有优越性；PET/PET-CT 通过注入造影剂与正常细胞相比肺癌细胞的代谢加快，对葡萄糖的摄取增加，注入体内的葡萄糖相应地在肿瘤细胞内大量积聚，故可用于肺癌及淋巴结转移的定性诊断；脱落细胞学检查送检次数越多阳性率越高，痰液标本必须新鲜，并在一小时内完成涂片染色，否则细胞溶解不易辨认，影响检出率。胸水在离心沉淀后可做脱落细胞检查；支气管镜检查对诊断中心型肺癌意义较大，可直接窥探支气管癌瘤状况，并对可疑组织取病理活检，亦可进行刷检做脱落细胞检查；活组织检查通过手术摘除浅表肿大的淋巴结，如锁骨上、腋下淋巴结，做病理检查，可以确定原发癌的细胞类型，对判断手术切除的可能性及进一步确定化疗方案颇有帮助。也可在CT定位下用细针经皮穿刺取活组织做病理检查；内镜检查是肺癌诊断中重要的检查手段；支气管超声内镜检查是利用超声对紧贴气管支气管外币的肿瘤穿刺活检技术；胸腔镜检查为微创外科技术；肿瘤标志物有癌胚抗原（CEA）、鳞状上皮抗原（SCC）、唾液酸（SA）、神经特异性烯醇酶（NSE）等指标对肺癌的诊断均有一定的参考意义；剖胸探查是对高度怀疑肺癌的患者，如经上述各种方法检查，仍然未能确诊，且具有切除肺叶的一切条件者，应及时开胸探查，以免延误时机。

（二）西医治疗

西医治疗方案主要依据肿瘤的组织类型，肿瘤分期决定。通常小细胞肺癌发现时已转移，难以通过外科手术根治，主要依赖化疗、放疗、介入治疗。相反非小细胞肺癌，外科手术或放疗可根治，但对化疗反应较小细胞肺癌差。介入治疗在肺癌治疗中可以取得较好疗效。

1. 非小细胞肺癌治疗

Ⅰ期、Ⅱ期非小细胞肺癌,应手术治疗。Ⅲa期患者若年龄、心肺功能和解剖位置合适,也可以考虑手术。Ⅲ期患者或不能耐受手术的Ⅰ期、Ⅱ期患者可考虑根治性放疗。放疗射线可损伤肺实质和胸内其他器官,如脊髓、心脏和食管,是其缺陷之一。术前化疗、放疗、介入治疗对于部分患者可提高疗效。对于部分患者,特别是Ⅲ期患者,还须进行术后化疗、放疗、介入治疗。播散性病变,不能手术的非小细胞肺癌患者70%预后差。

(1)化疗:非小细胞肺癌常用化疗方案如下:NP方案、TP方案、DP方案、PC方案、TCB方案等。

(2)靶向治疗:EGFR突变患者以及≥3个脑转移灶患者,一线推荐TKI一代(吉非替尼、厄洛替尼、埃克替尼)、二代(阿法替尼)、三代(奥西替尼)、TKI+化疗和化疗+贝伐珠单抗(非鳞),安罗替尼可为三线选择。ALK抑制剂克唑替尼、色瑞替尼、阿来替尼,抗血管生成药物贝伐单抗,ROS1基因阳性的晚期NSCLC患者首选克唑替尼治疗。

(3)免疫治疗:免疫检测点抑制剂帕博利珠单抗、纳武单抗、阿特珠单抗被FDA批准用于晚期NSCLC的治疗。

(4)介入治疗

①血管内介入治疗:主要包括经支气管动脉灌注化疗术(BAI)及经支气管动脉化疗栓塞术(BAE)。

②非血管介入治疗:非血管介入治疗主要包括肿瘤内局

部消融技术 包括化学消融（无水酒精、乙酸）和物理消融（氩氦刀、射频、微波等），随着介入技术的发展，粒子植入技术也可取得较好疗效。

肿瘤化学消融技术：通常指经皮无水乙醇注射疗法（PEIT）和经皮醋酸注射疗法（PAIT），应用这一技术治疗实体肿瘤具有凝固范围大，凝固癌组织的效率高、界限清晰，几乎无副作用，治疗过程可控性好的特点，与其他消融疗法比较显示出相当好的应用前景。肺部孤立性肿块尤其是靠近肺表面的肿块都适合化学消融。

射频消融（RFA）：是应用消融电极，在超声、CT 等仪器设备引导下经皮穿刺，插入到肿瘤组织中，通过射频输出，使病变区组织细胞离子震荡摩擦产生热量，局部温度达 90℃以上，通过加热的温度来杀灭肿瘤组织、病变组织发生凝固性坏死，最终形成液化灶或纤维化组织，同时实时调节监控温度，从而达到局部消除肿瘤组织的目的，最后将穿刺针道加热消融，以防肿瘤种植。

氩氦刀：是一种微创超低温冷冻消融肿瘤的技术，对肺癌、肝癌、脑肿瘤、乳腺癌等实体瘤有一定疗效。

其他：放射介入技术除上述介入治疗手段、方法外，微波消融技术、粒子植入技术等在肺癌及其他肿瘤的治疗中均显示出一定疗效，可参照相关章节、根据具体情况、患者病情酌情予以治疗。

2. 小细胞肺癌治疗

小细胞肺癌仍以综合治疗为主，化疗是 SCLC 主要治疗手段，对于局限期患者研究表明，早期放疗或化疗、放疗同时进行疗效较好；对于广泛期患者和局限期经化疗仍无法达到PR患者，以单纯化疗为主。常用化疗方案EP方案、IP方案；研究表明，纳武单抗联合伊匹单抗ORR可达20%左右；阿替利珠单抗、度伐利尤单抗联合化疗治疗广泛期小细胞肺癌显示出良好的疗效。

三、裴正学教授思维方法

裴正学教授认为：肺属金，唯火能克，故古有"肺之为病，火热为首"之说。火热犯肺，证见高热喘咳，痰多脓臭，痰中带血。克肺之火热当为壮火，此火既能食气，又能伤阴。食气则肺气虚损，伤阴则肺阴耗竭，肺气虚损久之则子病累母，乃见脾肺同病，证见食欲不振，体乏无力，短气懒言，嗽而有痰，自汗怕冷，颜面及下肢时有轻度浮肿，此为脾肺气虚。肺阴耗竭久之则母病及子，乃见肺肾同病，证见胸闷气短，咳嗽吐痰，痰黏不利，痰中带血，骨蒸潮热，五心烦热，盗汗，此为肺肾阴虚。肺之虚证最易招致风寒之邪乘虚而入，此所谓"邪之所凑，其气必虚"，寒邪犯肺旋即从阳化火，证见头痛，寒热，身痛，咳嗽吐痰，此为风寒犯肺。肺病既久，久病入络，除胸痛咳血，身体尪羸之外，胁肋下可见肿块积聚。肺癌由于正气亏损，邪毒内侵，痰瘀毒热，损伤肺脏，肺络受损，凝聚成块，肺气虚损，正气亏虚为发病之本，本虚标实，虚实夹杂，病位在肺，与脾肾相关。辨证应首辨虚实，邪气盛衰，肺癌早期以邪实为主，治以祛邪兼顾扶正；中期以正虚为主，治以扶正祛邪；晚期，邪盛正虚，肺、脾、肾三脏俱虚，则以扶正固本，健脾补肾为法。

四、中医辨证分型及方药

1. 脾肺气虚

证见：食欲不振，体乏无力，少气懒言，咳而有痰，自汗怕冷，脉沉细、寸尺弱，舌胖淡有齿痕。宜健脾补肺、培土生金，方用：生脉散、二陈汤、杏苏散加味。

方药：苏叶 10g，杏仁 10g，半夏 6g，陈皮 6g，茯苓 12g，甘草 6g，枳壳 10g，桔梗 10g，党参 10g，麦冬 10g，五味子 3g，白术 10g，茯苓 12g。水煎服，一日 1 剂。

2. 肺肾阴虚

证见：胸闷气短，咳嗽吐痰，痰黏不利，痰中带血，骨蒸潮热，五心烦热，盗汗，头晕目眩，腰酸耳鸣，腿困，脉细数，尺脉弱，舌质红，苔少。宜滋阴降火、化痰止血。

方药：沙参麦门冬汤、乌鱼合剂、抗癌五味消毒饮加味。北沙参 15g，麦冬 10g，玉竹 6g，石斛 6g，鱼腥草 15g，海螵蛸 20g，汉三七 3g（分两次冲）、生赭石 20g（先煎），知母 10g，浙贝母 10g，五味子 3g，白花蛇舌草 15g，半枝莲 15g，虎杖 15g，蚤休 15g，夏枯草 15g。水煎服，一日 1 剂。

3. 火热犯肺

证见：高热，烦渴，胸痛胸闷，咳嗽气短，痰中带血，大咯血亦可发生，舌质红、苔黄腻，脉弦滑数。宜宣肺泻火、止咳止血。

方药：麻杏石甘汤、三黄泻心汤、凉膈散、泻白散、葶苈大枣泻肺汤加味。药用:麻黄 10g,杏仁 10g,生石膏 30g（先煎），甘草 6g，大黄 10g，黄芩 10g，黄连 3g，桑白皮 10g，地骨皮 10g，葶苈子 10g，连翘 15g，薄荷 6g，山栀 10g，芒硝 10g（冲服）。水煎服，一日 1 剂。

4. 病久入络

证见：消瘦尪羸，面目黧黑，胸痛咳喘，痰中带血，肋下积块，颈项结节。脉沉细数，舌质红而少苔，有瘀斑。

方药：兰州方、复元活血汤、香砂六君汤加味。药用：太子参 15g，北沙参 15g，人参须 15g，党参 15g，麦冬 10g，五味子 3g，桂枝 10g，白芍 15g，柴胡 12g，天花粉 10g，当归 10g，桃仁 10g，红花 6g，穿山甲 3g，白术 10g，茯苓 12g，甘草 6g，半夏 6g，陈皮 6g，木香 3g，草豆蔻 3g，生地 12g，山茱萸 6g，山药 10g，丹皮 6g。水煎服，一日 1 剂。

上述四个分型概括了不同发展阶段的肺癌临床表现，所提供方药仅适应于各个阶段的对症治疗，一型大多属肺癌初起,二型已到中晚期,伴全身多脏器转移及植物神经功能紊乱，三型为合并感染及癌肿浸润，四型为癌肿广泛转移。中药在肺癌治疗中，在配合放疗、化疗、介入治疗等方面具有显著意义，采用中药扶正固本方药不仅能减少放疗、化疗、介入治疗等的毒副作用，同时能增强其治疗效果。在这方面可提供的方剂有香砂六君子汤、归脾汤、补中益气汤、小柴胡汤等。从上可以看出，乌鱼合剂、抗癌五味消毒饮、麻杏甘石汤、凉膈散、泻白散、葶苈大枣泻肺汤等均是裴正学教授在辨证施治下常用方剂。其中乌鱼合剂由乌梅、鱼腥草、汉三七、生赭石、知母、浙贝母、党参、麦冬、五味子组成。另外，大、小青龙汤用于喘息者，有痰杏苏散，无痰止嗽散，瓜蒌薤白白酒汤、瓜蒌薤白半夏汤、枳实薤白桂枝汤、茯苓杏仁甘草汤、薏苡附子汤、乌头赤石脂丸、苓桂术甘汤、五苓散等也可辨证用之。

中医认为癌症只有在机体阴阳失调，正气亏虚的情况下才能发生、发展，即所谓"正气存内，邪不可干"。另一方面手术的创伤、化疗等对正常细胞和肿瘤细胞"敌我不分"的杀伤，使正气更虚，出现恶性循环。此时配合中药扶正固本非常重要，裴正学教授为此拟定了"兰州方"。该方以太子参、党参、北沙参、人参须、生地、山药、山茱萸为主药，其中太子参、党参、北沙参、人参须重在健脾；生地、山药、山茱萸重在滋肾，其中山茱萸的用量要大，一般用到 15 ～ 30g。20 世纪 70 年代初裴正学教授用该方彻底治愈了急性单核细胞性白血病（M5）患者马长生，1973 年在苏州召开的全国血液病会议上被定名为"兰州方"，40 多年来裴正学教授在临床实践中将该方的应用扩大到所有癌症，并进行了进一步完善，在减轻放疗、化疗、介入治疗等毒副作用，延长癌症患者生存时间，改善生存质量方面取得了显著成效。

五、裴正学教授肺癌用方解析

基础方：麻杏石甘汤：麻黄 10，杏仁 10g，石膏 30g（先煎），甘草 6g。出自《伤寒论》，麻黄开宣肺气以平喘、开腠理，解表以散邪；石膏辛凉解肌，泄肺热以生津，二药一辛温，一辛寒；一宣肺，一清肺，合用相反之中寓有相辅之意，四药合用，解表与清肺并用，以清为主；宣肺与降气结合，以宣为主。

止嗽散：桔梗 30g，荆芥 10g，紫菀 10g，百部 10g，白前 10g，甘草 10g，陈皮 10g。出自《医学心悟》。功用：宣肺疏风，止咳化痰。方中桔梗苦辛微温，能宣通肺气，泻火散寒，治痰壅喘促，鼻塞咽痛。荆芥辛苦而温，芳香而散，散风湿，清头目，利咽喉，善治伤风头痛咳嗽。紫菀辛温润肺，苦温下气，补虚调中，消痰止渴，治寒热结气，咳逆上气。百部甘苦微温，能润肺，治肺热咳呛。白前辛甘微寒，长于下痰止嗽，治肺气盛实之咳嗽。陈皮调中快膈，导滞消痰。甘草炒用气温，补三焦元气而散表寒。

杏苏散：杏仁 10g，苏叶 10g，半夏 10g，陈皮 6g，前胡 10g，枳壳 10g，桔梗 30g，茯苓 10g，甘草 10g，生姜 6g，大枣 6g。出自《温病条辨》，遵《素问·至真要大论》"燥淫于内，治以苦温，佐以甘辛之旨"，治当清宣凉燥，理气化痰为法。方中苏叶发表散寒，宣发肺气，使凉燥之邪从外而散；杏仁苦温而润，降肺气，润燥止咳；前胡疏风散邪，降气化痰；桔梗、枳壳一升一降，助杏仁、苏叶理肺化痰；半夏、橘皮理气行滞，燥湿化痰；茯苓健脾渗湿以杜生痰之源；生姜、大枣调和营卫以解表，甘草调和诸药，合桔梗以宣肺利咽。

六、裴正学教授临床病案举例

例1:患者,男,70岁,2010年10月6日初诊。主诉:咳嗽、咯痰,痰中带血1月余。现病史:患者1月前无明显诱因出现咳嗽、咯痰,痰中带血,血色鲜红,呈渐进性加重,伴胸闷气短,食欲不振,体乏无力,五心烦热,盗汗,头晕目眩,脉细数,尺脉弱,舌质红,舌体胖,伴有齿痕,苔少。辅助检查:2010年9月10日甘肃省肿瘤医院行CT检查示:左肺中下叶占位性病变,支气管镜活检病理示:鳞状细胞癌。

【西医诊断】支气管肺癌。

【中医诊断】肺积。中医辨证:肺、脾、肾气阴两虚。

【治则】培土生金、滋阴降火、化痰止血。

【方药】杏苏散、沙参麦门冬汤、乌鱼合剂。

北沙参15g,麦冬10g,玉竹6g,石斛6g,苏叶10g,杏仁10g,半夏6g,陈皮6g,茯苓12g,甘草6g,枳壳10g,桔梗10g,党参10g,五味子3g,白术10g,鱼腥草20g,海螵蛸20g,汉三七3g(分2次冲)、生赭石20g(先煎),知母10g,浙贝母10g。水煎服,一日1剂。服药10剂后,患者无痰中带血,食欲不振,体乏无力明显好转,咳嗽吐痰,咳痰量少,五心烦热,盗汗,头晕目眩减轻大半。现发热,舌质红,苔薄白,尺脉弱。上方取杏苏散,加抗癌五味消毒饮加味:白花蛇舌草15g,半枝莲15g,虎杖15g,蚤休15g,夏枯草15g。苏叶1g,杏仁10g,半夏6g,陈皮6g,前胡10g,枳壳10g,桔梗10g,茯苓12g,甘草6g,水煎服,一日1剂。服药 15 剂后,患者诸症趋好。上方大 10 倍研末,过箩,炼蜜为丸,1 丸 / 次,2 次 / 天,3 个月后病情仍平稳,生活自理。

按语:裴正学教授治疗肺癌咯血者,总以乌鱼合剂(乌梅、鱼腥草、汉三七、生赭石、知母、浙贝母、党参、麦冬、五味子)为主方,临证加减,每获奇效。裴正学教授谓:咯血之原因,阴虚火旺、气不摄血者居多,鱼腥草、知母配伍,阴虚可补、火旺可消;生脉散益气养阴摄血;乌梅、浙贝母引经,同时,乌梅尚有收敛止血之功;生赭石降逆止血、汉三七止血而不留瘀。另外,凉膈散亦可用之,取"肺与大肠相表里"之意。

例 2:患者,女,78 岁,2011 年 3 月 15 日初诊。主诉:胸痛、咳喘,高热 1 周。现病史:患者家属述,1 周前患者突发胸痛咳喘,高热,伴烦渴,气短干咳,咯血、颈项结节,舌质红而少苔,有瘀斑,苔黄腻,脉弦滑数。辅助检查:2011 年 3 月 11 日甘肃省中医院行 CT 检查示:右肺占位性病变,肺癌相关两项示:神经元特异性烯醇化酶(NSE)50.35ng/ml,细胞角蛋白 19 片段(CYFRA21-1)33.21ng/ml。

【西医诊断】右肺癌。

【中医诊断】肺积。证属:火热犯肺、病久入络。

【治以】治宜宣肺泻火、止咳止血。

【方药】麻杏石甘汤、甘苏合剂、凉膈散、泻白散、葶苈大枣泻肺汤加味。

麻黄 10g,杏仁 10g,生石膏 30g,甘草 6g,桑白皮 10g,地骨皮 10g,葶苈子 10g,连翘 15g,薄荷 6g,山栀 10g,芒硝 10g(冲服),苏叶 10g,半夏 10g,阿胶 10g(烊化),乌梅 10g，罂粟壳 10g。水煎服，一日 1 剂。服药 15 剂后，咯血量减少，余症明显好转，上方取凉膈散，加乌鱼合剂加味，处方：鱼腥草 20g，海螵蛸 20g（先煎），汉三七 3g（分 2 次冲）、生赭石 20g（先煎），知母 10g，浙贝母 10g，麦冬 10g，党参 10g，五味子 3g，仙鹤草 30g。量扩大 10 倍研末，过箩，口服，3 次／天，6g／次，温开水冲服，2 个月后家属诉患者颈项结节有所变小，余恢复如前，生活基本自理。

按语：裴正学教授认为肺癌发热，麻杏石甘汤屡用屡效，干咳或咳嗽少痰者，应用甘苏合剂（甘草、苏叶、半夏、阿胶、乌梅、罂粟壳）咳可止、痰可化、咯血可防可治。

七、古今各家学说荟萃

《素问·玉机真藏论》："大骨枯槁，大肉陷下，胸中气满，喘息不便，内痛引肩项，身热，脱肉破䐃。真藏见，十月内死。"

《重订严氏济生方·症瘕积聚门》："息贲之状，在右胁下，大如覆杯，喘息奔溢，是为肺积。诊其脉浮而毛，其色白，其病气逆痛痛，少气喜忘，目瞑肤寒，皮中时痛，或如虱缘，或如针刺。"

《景岳全书·虚损》"劳嗽，喑哑，声不能出或喘息气促者，此肺脏败也，必死。"

《医学入门·积聚门》："气不能作块成聚，块乃痰与食积、死血，有形之物而成，积聚症瘕一也。"

刘伟胜：肺癌，中医辨证以痰热瘀阻为主，初期以攻邪为主，常以清热解毒、活血化瘀消积、以毒攻毒三法联合，继以健脾益气佐化痰消积巩固。如病灶消失，则以健脾益气、滋养肝肾的扶正固本为主，提高机体免疫力，预防复发转移为目的。

刘嘉湘：肺癌根据病人表现分为五型：阴虚内热型、气阴两虚型、脾虚痰湿型、阴阳两虚型、气滞血瘀型；根据病人的具体情况为，制订合理治疗方案，充分发挥中西医各种方法在治病过程中各阶段的作用，取长补短；重舌苔论治肺癌，注意扶正与祛邪、辨证与辨病相结合，而辨证分型论治主要依靠观察舌质与舌苔变化，灵活处方，精巧组合。

周岱翰：肺癌的整个疾病过程，均贯穿着痰、热、虚三字。肺癌患者之种种病状，亦痰之为患，因此肺癌的治疗离不开治痰；热邪灼肺是肺癌的原因之一，治疗以清热泻腑，化痰平喘为主；虚为肺阴虚及肺气虚，肺虚为痰与热引起，又能加重痰与热的程度，晚期病人则表现为气阴两虚。

第五章　乳腺癌

一、解剖生理及病理

女性乳腺大部分位于胸大肌之前，其外下方小部分在前锯肌的前面。上下界位于第 2～6 或 3～7 肋，内界为胸骨旁线，外界为腋前线。乳腺的中心为乳头，其周围有乳晕。乳晕有多个凸起的乳晕腺，哺乳期可分泌皮脂，润滑乳头。乳腺的基本生理功能是分泌乳汁、哺乳婴儿，另外属于重要的性征器官，为女性的第二性征。

病理类型：

①非浸润性癌：包括导管内癌、小叶原位癌及乳头湿疹样乳腺癌。此型属早期，预后较好。②早期浸润性癌：包括早期浸润性导管癌、早期浸润性小叶癌，此型仍属早期，预后较好。③浸润性特殊癌：包括乳头状癌、髓样癌、小管癌、腺样囊性癌、黏液腺癌、大汗腺样癌、鳞状细胞癌等。④浸润性非特殊癌：包括浸润性小叶癌、浸润性导管癌、硬癌、髓样癌、单纯癌、腺癌等。此型一般分化低，预后较上述类型差，且是乳腺癌中最常见的类型，占 80%，但判断预后尚

需结合疾病分期等因素。

二、诊断及治疗

（一）临床诊断

乳腺有明确的肿块时诊断一般不困难，但不能忽视一些早期乳腺癌的体征，如局部乳腺腺体增厚、乳头溢液、乳头糜烂、局部皮肤内陷等，对有高危因素的妇女，可应用一些辅助检查。早期表现是患侧乳房出现无痛、单发的小肿块，常是病人无意中发现而就医的主要症状。肿块质硬，表明不光滑，与周围组织分界，在乳房内不易被推动。随着肿瘤增大，可引起乳房局部隆起。若累及 Cooper 韧带，可使其缩短而致肿瘤表面皮肤凹陷，即所谓"酒窝征"。邻近乳头或乳晕的癌肿因侵入导管使之缩短，可把乳头牵向癌肿一侧，进而可使乳头扁平、回缩、凹陷。癌块继续增大，如皮下淋巴管被癌细胞堵塞，引起淋巴回流障碍，出现真皮水肿，皮肤呈"橘皮样"改变。乳腺癌发展至晚期，可侵入胸筋膜、胸肌，以至癌块固定于胸壁而不易推动。如癌细胞侵入大片肌肤，可出现多处小结节，甚至彼此融合。有时皮肤溃破而形成溃疡，这种溃疡常有恶臭，容易出血。

乳腺钼靶 X 线摄片征象包括星芒状肿块、不对称致密影结构扭曲或钙化；超声是目前检查乳腺最方便实用的手段，且无损伤，可以反复利用；CT 检查可用于乳腺癌的术前分期，检查是否有淋巴转移和远处转移；肿瘤标志物 CA153 化验对乳腺癌的诊断有一定价值；活组织检查约 90% 的病例可获得较为肯定的细胞学诊断。乳头溢乳未发现肿块的病例，可做乳头溢液涂片细胞学检查，乳头糜烂考虑湿疹样乳腺癌时，可做乳头糜烂部位的刮片细胞学检查。空芯针穿刺活检能取得条状组织块，其诊断的可靠性和准确性较高，是乳腺癌的重要检查方法。

（二）西医治疗

1. 手术治疗

手术治疗是乳腺癌的主要治疗方法之一，对于Ⅰ期、Ⅱ期患者以手术治疗为主，对于Ⅲ期乳腺癌患者术前行化疗，术后行放疗、化疗。Ⅳ期以内科治疗为主。

2. 化学治疗

乳腺癌是实体瘤中应用化疗最有效的肿瘤之一，化疗在整个治疗之中占重要地位。由于手术尽量祛除了肿瘤负荷，残存的肿瘤细胞易被化学抗癌药物杀灭。一般认为辅助化疗应于术后早期应用，联合化疗的效果优于单药化疗，辅助化疗应达到一定剂量，治疗期不宜过长，以6个周期左右为宜。

常用的化学方案有CMF方案（环磷酰胺、甲氨蝶呤、氟尿嘧啶）、CAF方案（环磷酰胺、阿霉素、氟尿嘧啶）、CA方案（环磷酰胺、阿霉素）、TA方案（紫杉醇、阿霉素）。对阿霉素耐药者可用TX方案（紫杉醇、卡培他滨）、TG方案（紫杉醇、吉西他滨）。

3. 内分泌治疗

对于雌激素受体和孕激素受体阳性或受体单一阳性的病例要应用内分泌治疗。传统使用三苯氧胺(他莫昔芬)、枢瑞(托瑞米芬）。芳香化酶抑制剂如来曲唑（芙瑞）、阿拉曲唑（瑞婷）等，能抑制肾上腺分泌的雄激素转变为雌激素过程中的芳香化环节，从而降低雌二醇，主要用于绝经后患者治疗。氟维司群推荐用于绝经后转移性乳腺癌、对第三代 AI 耐药的患者的后续治疗。

4. 放射治疗

是乳腺癌局部治疗的手段之一。在保留乳房的乳腺癌手术后，放射治疗是其重要组成部分。

5. 靶向治疗

目前乳腺癌抗 HER2 治疗的药物有曲妥珠单抗、拉帕替尼、帕妥珠单抗、TDM-1、吡咯替尼等。

6. 免疫治疗

免疫检测点抑制剂阿替利珠单抗、帕博利珠单抗、Avelumab 在乳腺癌治疗中显示出了良好的疗效。

7. 介入治疗

乳腺癌的介入治疗报道较少，有研究者曾对不能手术的患者及术后复发的患者经股动脉插管，胸廓内动脉、肋间动脉灌注治疗，研究显示可使肿瘤明显缩小，边界变清，部分患者可获得手术治疗机会，但结果有待大样本进一步深入研究。

三、裴正学教授思维方法

裴正学教授认为：乳房为阳明经所司，乳头为厥阴肝经所属，肝属木，主疏泄，其性条达；脾胃主运化，又主气机升降。而气为血帅，血为气母，气行则血行，气滞则血瘀。乳腺癌患者一则由于七情内伤，肝郁气滞，日久形成瘀血。二则由于饮食不节，脾胃运化失常，日久形成痰湿。瘀血痰湿阻于经络，成为积聚，渐渐而大。瘀血痰湿日久化热，腐蚀肌肤，渐渐溃烂，成为痈疽乳岩之病。正气不足，冲任失调，气血亏虚为本病发生的内因；情志内伤，肝气郁滞又为本病发生发展的重要因素；肝肾不足，气血虚弱，冲任亏虚，易受外邪，导致各种病理产物的产生，机体正常生理功能发生紊乱而发展成乳癌。因此，乳腺癌的发生发展是一个因虚致实、因实更虚、虚实夹杂的过程，其病本虚而标实。

四、中医辨证分型及方药

1. 肝气郁结型

证见：乳房肿块，两胁胀痛，胸闷不适，心烦易怒，口苦咽干，舌质红，少苔，脉弦。治疗：疏肝解郁，软坚散结，

方药：柴山合剂：柴胡 10g，穿山甲 6g（可用水牛角代替或不用），木通 6g，路路通 6g，天花粉 10g，三棱 10g，莪术 10g，海藻 10g，昆布 10g，当归 10g，夏枯草 15g，郁金 6g，乳香 6g，没药 6g，浙贝母 10g，肉苁蓉 15g。水煎服，一日 1 剂，分服。疼痛部位固定，舌质紫有瘀斑者加汉三七 10g 冲服；局部有红热肿痛者加蒲公英 15g，败酱草 15g。

2. 热毒壅结型

证见：乳房肿块增大，溃烂疼痛，血水淋漓，气味恶浊，面红目赤，头痛失眠，舌质红无苔，脉数。治疗清热解毒，

消瘤散结。

方药：仙方活命饮合抗癌五味消毒饮合托里透脓散：金银花15g，白花蛇舌草15g，半枝莲15g，虎杖15g，蚤休15g，草河车15g，防风10g，白芷6g，乳香10g，没药10g，当归10g，赤芍10g，浙贝母15g，陈皮6g，穿山甲10g，皂角刺15g，黄芪30g，党参10g，升麻5g，青皮6g，甘草6g。水煎服，一日1剂，分服。乳房肿块质硬，固定不移者加王不留行15g，穿山甲10g。局部红热甚者加半枝莲15g，白花蛇舌草15g。

3. 气血双亏型

证见：乳房肿块持续增大，延及腋窝及锁骨上，心悸气短，面色㿠白，神疲乏力，失眠盗汗，大便溏泻，舌质淡，脉沉细无力。治疗：益气养血，解毒散结。

方药：兰州方合复元活血汤加味：太子参15g，北沙参15g，人参须15g，党参15g，麦冬10g，五味子3g，桂枝10g，白芍15g，柴胡12g，天花粉10g，当归10g，桃仁10g，红花6g，穿山甲3g，浙贝母10g，半枝莲15g，白花蛇舌草15g。水煎服，一日1剂，分服。气短乏力甚者可加黄芪15g；局部疼痛者加元胡10g，川楝子15g；动则汗出加桂枝15g，浮小麦30g。

上述三个分型概括了不同发展阶段的乳腺癌临床表现，所提供方药仅适应于各个阶段的对症治疗，一型大多属乳腺癌初期，二型已到中晚期，伴淋巴结转移，三型为合并感染及癌肿浸润以及广泛转移。柴山合剂（柴胡10g，穿山甲6g）

木通 6g，路路通 6g，天花粉 10g，三棱 10g，莪术 10g，海藻 10g，昆布 10g，当归 10g，夏枯草 15g，郁金 6g，乳香 6g，没药 6g，浙贝母 10g，肉苁蓉 15g）、仙方活命饮、抗癌五味消毒饮、托里透脓散、兰州方、复元活血汤是裴正学教授常用方剂，临证加减，淋巴结肿大者加用皂角刺、紫草。中药在乳腺癌治疗中，配合放化疗、介入治疗等方面具有显著意义，采用中药扶正固本方药（如兰州方）不仅能减少放化疗、介入治疗等的毒副作用，同时能增强其治疗效果。

五、裴正学教授乳腺癌用方解析

仙方活命饮（校注妇人良方》，白芷 10g，浙贝母 15g，防风 10g，赤芍 10g，当归 10g，甘草 6g，皂角刺 15g，穿山甲 10g，天花粉 10g，乳香 6g，没药各 6g，金银花 15g，陈皮 6g。功能：清热解海，消肿散结，活血止痛。本证多由热毒壅聚，气滞血瘀痰结所致。治疗以清热解毒，消肿散结，活血止痛为主。热毒壅聚，营气郁滞，气滞血瘀，聚而成形，故见局部红肿热痛；邪正交争于表，故身热凛寒；正邪俱盛，相搏十经，则脉数有力。方中金银花性味甘寒，清热解毒疗疮，故重用为君。当归尾、赤芍、乳香、没药、陈皮行气活血通络，消肿止痛，共为臣药。疮疡初起，其邪多羁留于肌肤腠理之间，与白芷、防风相配，通滞散结，热毒外透；贝母、花粉清热化痰散结，消未成之脓；山甲、皂刺通行经络，透脓溃坚，可使脓成即溃，均为佐药。甘草清热解毒，并调和诸药；煎药加酒者，借其通瘀面行周身，助药力直达病所，共为使药。

诸药合用，共奏清热解毒，消肿溃坚，活血止痛之功。

阳和汤出自《外科证治全生集》，熟地 12g，肉桂 5g，白芥子 10g，炮姜炭 5g，生甘草 6g，麻黄 5g，鹿角胶 15g（烊化）。本证多由素体阳虚，营血不足，寒凝湿滞所致，治疗以温阳补血，散寒通滞为主。痹阻于肌肉、筋骨、血脉所致，故局部或全身见一系列虚寒表现。方中重用熟地，滋补阴血，填精益髓；配以血肉有情之鹿角胶，补肾助阳，益精养血，两者合用，温阳养血，以治其本，共为君药。少佐于麻黄，宣通经络，与诸温和药配合，可以开月腠里，散寒结，引阳气由里达表，通行周身。甘草生用为使，解毒而调诸药。综观全方，补血与温阳并用，化痰与通络相伍，益精气，扶阳气，化寒凝，通经络，温阳补血与治本，化痰通络以治标。用于阴疽，犹如离照当空，阴霾自散，故以"阳和"名之。

基础方：柴山合剂：柴胡 10g，穿山甲 6g，木通 6g，路路通 6g，天花粉 10g，三棱 10g，莪术 10g，海藻 10g，昆布 10g，当归 10g，夏枯草 15g，郁金 6g，乳香 6g，没药 6g，浙贝母 10g，肉苁蓉 15g。柴山合剂主要以柴胡疏肝散、海藻玉壶汤、昆布丸、三棱汤等加减化裁而成，方中柴胡、郁金均归肝胆二经，活血止痛、行气解郁；木通配穿山甲"主心腹症瘕坚积"；三棱、莪术同归肝、脾两经，破血行气、消积止痛；乳香、没药性皆辛、苦，均入肝经、心经、脾经，为宣通脏腑、流通经络之要药；海藻、昆布皆咸、寒之品，入肝、肾经，有消痰软坚的功效；夏枯草、浙贝母皆苦寒之品，相配散结消痈。

六、裴正学教授临床病案举例

例1：患者，女，44岁，2012年3月28日初诊，主诉：乳腺癌根治术后1年，放化疗后半年余。现病史：患者于2011年3月意外发现左乳有一硬结，遂到当地医院检查，诊断为乳腺癌，并行乳腺癌根治术，术后进行放疗、化疗。现右乳及两胁胀痛、胸闷不适，心烦易怒，口苦咽干，舌质红，少苔，脉弦。辅助检查：2011年3月20日甘肃省武威肿瘤医院术后病理示：（左乳）浸润性导管癌。

【西医诊断】乳腺癌术后放化疗后，乳腺增生。

【中医诊断】乳岩。证属：肝气郁结证。

【治以】疏肝解郁，软坚散结。

【方药】柴山合剂加味：柴胡12g，当归10g，白芍10g，白术10g，茯苓12g，生地12g，川芎6g，夏枯草15g，王不留15g，鸡血藤15g，制乳香6g，制没药6g，皂角刺10g，鳖甲15g，黄芪20g，木通6g，路路通10g，郁金6g，天花粉10g，白苁蓉10g，浙贝母10g，海藻10g，昆布10g，三棱10g，莪术10g。5剂，水煎服，三日2剂。

2012年4月9日二诊：患者自述服药后诸症较前好转，仍以前方继进15剂。2012年5月2日三诊：患者述诸症基本消失，病情平稳。上方加兰州方核心（北沙参15g，潞党参15g，人参须15g，太子参15g，生地黄12g，山茱萸30g，山药10g，麦冬10g，五味子6g）大10倍研末，过箩，口服，3次/天，6g/次，温开水冲服，因患者目前仍坚持服药，身体状况较好，右乳乳腺增生已愈，肿瘤未见复发。

例2：患者，女，53岁，2012年11月8日初诊，主诉：右乳腺癌根治术后术部溃烂不愈合2月。现病史：患者于2012年10月因右乳肿块检查，诊断为乳腺癌，并行乳腺癌根治术，术后术部溃烂不愈合。术部溃烂疼痛，血水淋漓，气味恶浊，面红目赤，头痛失眠，舌质红，无苔，脉虚数。辅助检查：2012年10月20日，兰州军区总医院术后病理示：右乳黏液腺癌。

【西医诊断】乳腺癌术后。

【中医诊断】乳岩。证属：热毒壅结。

【治以】清热解毒，养血生肌。

【方药】仙方活命饮和阳合汤合托里透脓散：麻黄10g，熟地12g，肉桂3g，鹿角胶10g（烊化）、白芥子10g，金银花15g，防风10g，白芷6g，乳香10g，没药10g，当归10g，赤芍10g，浙贝母15g，陈皮6g，穿山甲10g，皂角刺15g，黄芪30g，党参10g，升麻5g，青皮6g，甘草6g。7剂，水煎服，一日1剂。

2012年11月15日二诊：患者自述服药后术部溃烂疼痛明显好转，查体：术部溃烂处部分有新生肉芽组织形成、部分愈合。前方取阳和汤，加兰州方核心继进15剂。

2012年11月30日三诊：患者术部愈合，诸症消失，病情平稳。嘱其开始化疗，予以兰州方：北沙参15g，潞党参15g，人参须15g，太子参15g，生地黄12g，山荣萸30g，山药10g，麦冬10g，五味子6g，桂枝12g，白芍15g，浮小麦

30g，甘草6g。配合化疗。期间再未来就诊。

七、古今各家学说荟萃

《诸病源候论·石痈候》："石痈之状，微强不甚大，不赤微痛热，热自歇，是足阳明之脉，有下于乳者，其经虚，为风寒气客之，则血涩结成痈肿而寒多热少者，则无大热，但结核如石，谓之石痈。"

《医学入门》"乳岩，……结核如鳖棋子大，不痛不痒，五七年后，外肿紫黑，内渐溃烂，名曰乳岩。"

《外科正宗》："初如豆大，渐若棋子，半年，一年，二载，三载，不痛不痒；渐渐而大，始生疼痛，痛则无解，日后肿如堆粟，或如覆碗，紫色气秽，渐渐溃烂，深者如岩穴，凸者如泛莲，疼痛连心，出血则臭。"

《医宗今鉴》："乳岩初结核隐痛，……核无红热，身寒热，……耽延续发如堆粟，坚硬岩形引腋胸。顶透紫光先腐烂，时流污水日增痛，溃后翻花怒出血，即成败症药不灵。"描述了腋下乳腺癌转移的情况。邹岳指出："乳癖……患经数载不活，宜节饮食，息恼怒，庶免乳岩之变"。认为乳癖若久治不愈，另加饮食失节，情志所伤，可使"乳癖"一病恶变为"乳岩"。

顾伯华认为：乳腺癌肿块绝非因寒而瘀凝，乃肝火煎熬而致瘀凝痰结，不能用治流痰阴疽的温经散寒方，而必须用清热解毒的方药；乳腺癌的治疗，尤其是晚期乳腺癌，应时时注意扶助气血，调护脾胃。对晚期乳腺癌更不主张一味攻伐，故扶正固本放在首位。

陆德铭：主张辨病与辨证、扶正与祛邪相结合治疗各期乳腺癌；乳腺癌的复发转移则应着重于治本，强调"养正则积自消"，主张"扶正为本，祛邪为辅"；注重舌诊在转移性乳腺癌中的治疗指导，舌质红、无苔、少苔，或中剥脱有裂痕，为加大养阴药物指标；舌质淡胖，边有齿痕，多气虚，阳虚，宜益气温阳；舌苔厚腻，多为放疗、化疗引起的胃肠功能紊乱，尤重舌边瘀紫对肿瘤预后的诊断意义；舌边瘀紫减退，说明病情好转；若进一步发展加重，则病情发展，预后不良。

何任认为：乳腺癌形成的根本原因还是"邪之所凑，其气必虚"，以"扶正祛邪"为治疗原则，中医治疗应以扶正为主，尽量调动人体本身的免疫力；西医手术、放化疗则为祛邪手段。

第六章　食管癌

一、解剖生理及病理

食管始咽部，经胸腔通过膈肌至胃贲门部。食管从门齿至环咽肌食管入口处长15cm，至贲门长39～48cm。食管入口起自环状软骨的下缘，相当于第6胸椎椎体的平面，构成正常食管的第1个狭窄，刚好在人体的中线。在第三四胸椎处占据最左侧，在第5胸椎平面由于主动脉弓的推压，食管居于中线，于此跨越主动脉弓，构成食管的第2个狭窄。再向下行，略偏右侧，在第8～10胸椎，食管主动脉的前方，重向右侧移行，在主动脉前方穿过膈肌的食管裂孔而进入腹腔，当穿过膈肌脚时构成食管的第3个狭窄。主要生理功能为蠕动、分泌黏液。

食管癌绝大多数为鳞状细胞癌，癌细胞分化中等，少数为腺癌，未分化癌及其他癌极为少见。食管癌的转移途径首先是直接扩散，病变沿固有膜及黏膜下层扩散，扩散的范围可超过5厘米。病变远可以沿血管及淋巴管侵及食管壁的肌层，病变一旦进入肌层，则很快侵犯邻近器官肺、胸膜、心包、气管、脊柱等。转移的另外途径则是淋巴转移和血行转移，前者最常见锁骨上淋巴结肿大，后者则常见远处脏器转移，为肝、通常肺、骨骼、脑、肾。

二、西医诊断治疗

（一）临床诊断

凡年龄在 50 岁以上有吞咽困难或有胸骨后疼痛感，持续多日不能缓解者，均应进行进一步检查，一般确诊困难不大。对有食管贲门失弛缓症的患者，应定期检查以确定有无并发食管癌。

食管癌的主要临床表现是进行性吞咽困难，因为食管壁弹性和扩张性较好，只有食管癌晚期 2/3 食管已经被癌瘤侵犯时，吞咽困难才较明显，溃疡型食管癌梗阻症状可不明显，但吞咽时有胸骨后疼痛感。癌瘤可分泌大量黏液，随着食物吞咽困难，可出现黏液及食物之反流。一部分癌瘤侵及邻近纵膈时，患者出现持续性胸背疼痛。有时癌瘤可侵及喉返神经，引起声音嘶哑；侵犯支气管时可形成食管气管瘘，可出现严重的肺部感染。癌瘤还可转移至锁骨上淋巴结、肺、肝、骨等处出现相应的症状。食管癌晚期因长期不能饮水、进食，患者可出现明显脱水、消瘦、衰竭及恶病质。

X 线吞钡检查：早期可出现局部僵硬，钡剂在该部留滞，食道黏膜增粗，亦可见小龛影或充盈缺损；中晚期可见食管狭窄、钡剂潴留及不规则较大的龛影和充盈缺损。食管细胞采集器收集脱落细胞：对食管癌的早期诊断有一定意义，目前较少用。食管镜检查：可以进一步了解病变的部位、性质、范围；其他检查手段：CT、MRI、食管腔内超声、纵膈镜等有助于食管癌的进一步分期，以制订外科手术方式及放射治疗方案。

（二）西医治疗

1. 手术治疗

食道下段癌手术切除效果较好，5 年存活率达 30%，Ⅰ期到 Ⅱa 期为手术治疗的最佳时期。Ⅱb 期和部分Ⅲ期手术治疗前后适当进行放疗、化疗。

2. 放射治疗

主要用于手术难度较大的上段食管癌和不能切除的中、下段食管癌。上段食管癌放疗效果不亚于手术，手术前后配合放疗，可使五年生存率提高。

3. 化学药物治疗

主要用于 Ⅱb 期和部分Ⅲ期手术治疗后辅助治疗和部分Ⅳ期的姑息性治疗，鳞癌多选用 DDP、BLM、CTX，腺癌常选用 5-FU。常用方案多选择以铂类和氟尿嘧啶为主；有效率40% ~ 58%，还可选择多西他赛、紫杉醇、吉西他滨、长春瑞滨等方案。

4. 靶向治疗

西妥昔单抗、尼妥珠单抗、吉非替尼、贝伐珠单抗等在食管癌治疗中显示出了一定疗效。

5. 免疫治疗

派姆单抗、帕博丽珠单抗、信迪利单抗、卡瑞利珠单抗联合化疗显示出了良好的疗效。

6. 介入治疗

（1）血管内介入治疗：选择性食管癌血管内介入治疗是近年来开展起来的新技术，因直接向肿瘤供养动脉灌注抗癌药物，可明显提高肿瘤组织内药物浓度，根据抗癌药物的量效作用原理，可大幅度提高药物的细胞毒作用，从而提高疗效，达到治疗目的。

（2）非血管介入治疗——食管内支架植入术：食管内支架置入成为不可切除、不愿放疗患者解除食道狭窄、梗阻、吞咽困难的又一选择，随着科学技术的发展，支架类型逐渐增多，裸支架、带膜支架、粒子支架等，可根据患者各种因素，综合考虑，放置适宜的支架，提高患者生活质量，延长生存期。

三、裴正学教授思维方法

裴正学教授认为：食管癌病因为忧思伤胃，脾不运化；酒色过度，积劳成热。热结于三阳，津液耗损；脾不能运行津液，则津液枯竭，是故则津液涩少而不能传司饮食。水谷乃气血生化之源，水谷不能入胃则气血亏耗，久则气涩血滞，营卫失司，或化火，或生痰，或聚毒，或气滞血瘀而呈症瘕积块。主要病机系津液亏损，由于长期饮食不节，情志失调，劳倦内伤，脾胃受损，致脏腑功能失调，出现气滞血瘀，痰瘀互结，气血亏损等证候，病邪日久不去，伤阴化燥，津血枯竭，致气虚阳微，饮食难下等危候。对于食管癌的治疗，裴 z 正学教授认为扶正固本应贯穿于疾病治疗的始终，临证时以补益肝肾、脱毒外透，开郁理气，滋阴润燥为原则。

中药治疗须在西医支持疗法的共同作用下进行，尤其是梗阻明显之患者更需补给各种营养液。早期食管癌应以手术疗法为主，术前、术后的放疗、化疗亦属常规治疗，中药的应用可在一定程度上减轻症状，减少放疗、化疗副作用。中晚期患者失去手术机会后，中药与放疗、化疗相结合，往往能产生较好疗效。香砂六君子汤、三对大丹参、六味地黄汤、托里透脓散、启膈散、旋覆代赭汤、生赭贝芪汤、兰州方、半夏泻心汤是裴正学教授常用方剂，半夏厚朴汤、四气汤、四逆散、半夏泻心汤亦可加减应用。另外，裴正学教授治疗食管癌非常重视理气开郁、化痰散结，启膈散、旋覆代赭汤常用，同时并用托毒生肌、活血化瘀药物，重用黄芪以托毒生肌，鳖甲、皂角刺、海藻消散通透之中有活血化瘀作用，对于吞咽困难者效果明显。并以兰州方核心为基础，进行扶正固本，针对肿瘤发生、发展的根本进行治疗。

四、中医辨证分型及方药

1. 痰气交阻

证见：食管癌早期大多属于此型，患者仅有轻度食物阻塞感或食物通畅无阻塞感。胸部隐痛，胸膈痞满，胃脘部不舒，证见颜面萎黄，食欲不振，体乏无力，少气懒言。脉沉细弦，舌淡苔薄。治当健脾益气、化痰消积。

方药：香砂六君子汤、三对大丹参加味。方药：党参10g，白术10g，茯苓12g，半夏6g，陈皮6g，枳实10g，木香 6g，三棱 10g，莪术 10g，砂仁 6g（后下），檀香 6g，丹参 10g，蚤休 15g，厚朴 10g，黄连 10g，吴茱萸 3g，甘草 6g。水煎服，一日 1 剂。

2. 胃阴亏虚，津亏热结

证见：中期食管癌大多属于此型，患者有较明显之食物阻塞感。证见胸背痛，水米难下，口干咽燥，有低烧，骨蒸潮热，五心烦热，盗汗，大便干结，舌质红或绛红，苔黄腻或无苔。治当益气养阴，化瘀消积。

方药：六味地黄汤、托里透脓散、启膈散加味。方药：生地 12g，山茱萸 30g，山药 10g，丹皮 6g，茯苓 12g，泽泻 10g，知母 10g，夏枯草 15g，破故纸 10g，远志 6g，黄芪 30g，当归 10g，穿山甲 3g，皂角刺 15g，干荷叶 10g，郁金 6g，浙贝母 15g，丹皮 6g，丹参 10g。水煎服，每日 1 剂。

3. 痰瘀互结型

证见：晚期食管癌大多数属于此型，患者有明显的吞咽阻塞，只能饮入流质或茶水。治当化痰行气、活血通滞。方用旋覆代赭汤、生赭贝芪汤加味。

方药：党参 15g，旋覆花 15g，生赭石 15g（先煎），丁香 10g，木香 6g，郁金 6g，竹茹 10g，厚朴 10g，当归 10g，急性子 10g，煅瓦楞 15g，甘草 6g，制乳香 6g，制没药 6g，知母 10g，贝母 15g，大黄 6g，肉苁蓉 15g，半夏 10g，天麻 10g，天竺黄 10g。水煎服，一日 1 剂。

4. 气血亏虚

证见：饮食难下，呕吐痰涎，全身浮肿，卧床不起，癌症已向邻近器官转移。患者消瘦、贫血、恶病质，面色苍白，舌质淡红，脉细弱。治则：温阳益气，化痰开郁。

方药：兰州方、半夏泻心汤加味。北沙参15g，潞党参15g，人参须15g，太子参15g，生地黄12g，山茱萸30g，山药10g，麦冬10g，五味子6g，桂枝12g，白芍15g，浮小麦30g，半夏10g，黄连6g，黄芩10g，甘草6g。水煎服，一日1剂。

五、裴正学教授食管癌用方解析

基础方：六味夏破远方：生地12g，山茱萸3g，山药10g，丹皮6g，茯苓12g，泽泻10g，知母10g，夏枯草15g，破故纸10g，远志6g，黄芪30g，当归10g，穿山甲3g，皂角刺15g，干荷叶10g，郁金6g，浙贝母15g，丹皮6g，丹参10g。本方由六味地黄丸、启膈散、托里透脓散加减而成。用六味地黄丸滋阴补肾；启膈散开郁、化痰、润燥；托里透脓散补益气血，托毒透脓，托里透脓出自《外科正宗》，有补益气血，托毒透脓之效，主治痈疽肿毒，脓成未溃，为外科托法中的著名方剂；生黄芪补气扶正，托毒外出为君药；穿山甲、皂角刺消散穿透，软坚溃脓而为臣药；当归、川芎补血活血为佐药。裴正学教授认为，深层之炎症非穿山甲、皂角刺不能达其病所。三方合用，共奏凑扶正祛邪、滋阴润燥、化痰行气散结之功。

六、裴正学教授临床病案举例

例1：患者徐某，男，50岁。胃脘胀满、吞咽困难月余，经钡餐、胃镜检查确诊为食管中段腺癌,因患者经济比较困难,要求服用中药,回农村家中调养。诊见舌红,苔黄厚腻,尺脉弱,关脉弦。

【方药】生地 12g,山药 10g,山茱萸 30g,丹皮 6g,茯苓 10g,泽泻 10g,黄连 6g,黄芩 10g,半夏 6g,干姜 6g,党参 15g,丹参 10g,木香 10g,草豆蔻 10g,黄芪 30g,制乳香 3g,制没药 3g,穿山甲 10g,皂角刺 6g。水煎,取汁 800ml,即每日 2 次,每次 200ml,于早晚饭后服。经年后,患者来诊,谓上方坚持服用 300 余剂,目前已无任何不适感,观其颜面红润,体格健壮,无吞咽困难及胃脘不舒,钡餐透视无阳性发现。胃镜检查:食道中段未见异常,慢性浅表、萎缩性胃炎。此例治愈实属奇迹,裴正学教授问患者何以能坚持服药数载?答曰:先是服药 10 余剂,自觉服后舒服,饮食稍能流通,1 年后病情明显好转,于是信心倍增,故能坚持服药至今。

按:上方乃六味地黄汤、半夏泻心汤、托里透脓散之合方。六味地黄汤扶正固本,半夏泻心汤泻火燥湿、行气宽中,托里透脓散软坚活血、扶正散瘀。诸方合用,共奏治顽克癌之功效,久服不辍,因获大功。

例 2:患者张某,男,56 岁。吞咽困难 3 个月,伴胃脘胀满,经钡餐、胃镜检查确诊为食管上段鳞癌、萎缩性胃炎并肠化、幽门螺杆菌阳性。曾经 [60] 钴照射共 20 次,总量达 6000 毫居,吞咽功能较前略有好转,能进食牛乳及茶水,但胃脘胀满较前加重而前来求治。来诊时除上述症状外,并见大便秘结,小便赤涩,舌质红,苔黄厚腻,脉沉弦数。

【方药】大承气汤合三黄泻心汤、启隔散加味：大黄10g，黄连3g，黄芪10g，枳实10g，厚朴10g，芒硝10g（冲服），茯苓10g，郁金6g，丹参10g，丹皮10g，木香10g，浙贝10g，砂仁6g（后下），杵头糠20g，荷叶10g。水煎服，一日1剂。服药10剂，患者吞咽功能明显好转，能进食面条、面包及饼干等。大便通畅，小便转清，胃脘胀痛亦明显减轻，舌苔变薄，前方去芒硝，加生地12g，山药10g，泽泻10g，水煎服，每日1剂。10剂后吞咽功能进一步好转，胃脘胀痛消失，舌红，苔薄黄微腻，处以六味地黄汤、三黄泻心汤、丹参饮、启隔散之合方：大黄6g，黄连3g，黄芪10g，干姜6g，半夏6g，丹参10g，木香6g，砂仁6g（后下），生地12g，山药10g，丹皮10g，茯苓10g，泽泻10g，郁金6g，浙贝母10g，荷叶蒂10g，粳米20g。水煎服，每日1剂。2001年3月，患者来诊，谓服上药90余剂，诸症全消，在当地行钡餐、胃镜检查病灶消失。嘱患者用前方10剂之量，粉碎，炼蜜为丸，每丸6g，日服3次，每次1丸，饭后温开水冲服，以善其后。

按：此例之治愈亦属奇迹，三黄泻心汤、大承气汤合用治标对症之方也，六味、启膈、丹参饮合用有扶正治本之意。在放疗的同时，采用中药治疗，其疗效远较单纯放疗更好。

例3：患者沛某，男，58岁，食道吞咽受阻半月，恶心呕吐痰涎，疲乏无力，胸部疼痛，口干，大便干结，舌质黯红，苔白腻，脉弦滑。上消化道造影示食道上段充盈缺损，长约4cm，不规则狭窄，黏膜破坏，扩张差，钡剂通过受阻。胃镜检查，距离门齿 25cm 处食管壁充血糜烂，易出血，活检示鳞状细胞癌，诊断：食管上段鳞癌，中医辨证：噎膈。痰气交阻，气滞血瘀。治则：化痰理气，活血化瘀。

【方药】启膈散、旋覆代赭汤、六味地黄汤加味。茯苓 10g，郁金 10g，沙参 10g，丹参 10g，浙贝母 10g，生薏米 30g，干荷叶 10g，砂仁 3g，生地 12g，山药 10g，山茱萸 10g，丹皮 6g，泽泻 10g，夏枯草 10g，破故纸 10g，远志 10g，旋覆花 10g，代赭石 15g（后下），半夏 6g，生姜 6g，丁香 6g，柿蒂 10g。二诊，服用 14 剂后吞咽哽噎减轻，呕吐停止，但仍然胸痛，后背疼，疲乏无力，属气虚血瘀，原方加托里透脓散，黄芪 15g，当归 10g，制乳香 6g，制没药 6g，鳖甲 15g（先煎），皂角刺 30g。守方坚持服用半年余，病情好转，进食顺利，体重增加。在甘肃省肿瘤医院放射治疗，放射总量 60Gy。以后坚持服药 400 余剂，病情稳定，随访 2 年健康存活。

按：食管癌的治疗首重理气开郁、化痰散结。启膈散润燥生津，行气豁痰。丹参、郁金、砂仁壳化瘀理气以开郁，沙参、川贝、茯苓润燥化痰以散结，荷叶、杵头糠化湿和胃以降逆。托毒生肌、活血化瘀并用，用启膈散、托里透脓散、六味地黄汤组成了治疗食管癌的有效方剂。该方集行气开郁、活血化瘀、化痰散结、扶正固本于一体，标本兼治，攻补兼施，体现了中医治疗肿瘤的特色。

七、古今各家学说荟萃

《素问·阴阳别论》："三阳结，谓之膈。"

《素问·通评虚实论》："膈塞闭绝，上下不通，则暴忧之病也。"

《素问·风论》："胃风之状，颈多汗恶风，食饮不下，鬲塞不通，腹善满，失衣则䐜胀，食寒则泄，诊形瘦而腹大。"

《伤寒论·辨脉法》："食卒不下，气填于膈上也。"

《金匮要略·呕吐哕下利》："诸呕吐，谷不得下者，小半夏汤主之。"

《景岳全书·杂证谟噎膈》："噎膈一证，必以忧愁思虑积劳积郁，或酒色过度损伤而成。"

《丹溪心法·翻胃》："翻胃即膈噎，膈噎乃翻胃之渐发挥，……年高者，不治，粪如羊屎者，不治……"

《证治准绳·噎》："噎谓饮食入咽而阻滞不通，梗涩难下，有下者，有不得下者，有吐者，有不得吐者，故别立门……。噎病喉中如有肉块，食不下，用昆布二两。"

《诸病源候论·噎候》："此由脏气冷而不理，津液涩少而不能传行饮食，故饮食入则噎塞不通，故谓之食噎，胸内痛，不得喘息，食不下，是故噎也。"

《医宗金鉴·杂病心法要诀》："三阳热结伤津液，干枯贲出魄不通，贲门不纳为噎膈，幽门不放翻胃成，二证留连传导隘，魄门应自涩于行，胸痛，便硬如羊粪，吐沫呕血命难生。"

张泽生：治噎嗝宜分早中晚，噎嗝早期病理变化在于气，一般用疏肝理气解郁法；中期由于肝气抑郁不达，久则气郁化火，灼津炼液成痰，痰气搏结，气血运行不畅，治疗以化痰祛瘀为法；晚期正气衰败，形体消瘦，阴虚阳结或命门火衰，或火不暖土，则为脾肾阳虚证，治宜益气温阳为法。

王济民：通过观察舌象认为食管癌多血瘀，辨证论治方面可分为气滞、血瘀、正虚等型；早期以气滞、血瘀型为多，中晚期则以血瘀及正虚型多见。一般多为气滞血瘀同时存在，故理气药与活血药并用。

张代钊：强调食管癌中西结合治疗，中西结合治疗食管癌是中国肿瘤研究的特色，从辨证论治出发，调整机体功能，改善症状，减轻放疗、化疗毒副反应，整体与局部结合，扶正又祛邪，攻补兼施，取长补短，提高疗效。中医药结合放疗治疗食管癌不仅能减毒，而且有增效作用；中医药结合化疗治疗食管癌能减轻化疗副反应，提高病人体免疫力；中医药联合手术，术前用扶正中药可改善病人营养状况，有利于手术顺利进行；巩固治疗效果，维持治疗作用，放疗结束后，为防止局部复发和狭窄，除给予补气养血、清热解毒、健脾和胃之剂外，佐以软坚散结、止血抗癌药物治疗。

第七章　胃癌

一、解剖生理及病理

胃是一袋状器官，位于上腹部的左季肋区和腹上区。上下有入出两个口，前后两个壁，左右凸凹两个缘。入口称贲门，出口称幽门。较短的凹缘为胃小弯，较长的凸缘为胃大弯。胃的生理功能为分泌胃液，通过运动搅拌、排空食物，为食物在小肠内的消化吸收进行准备和输送。

胃癌的好发部位依次是胃窦（58%）、贲门（20%）、胃体（15%）、全胃或大部分（7%）。大体分型有肿块型、溃疡型、浸润型；组织分型按腺体的形成和黏液分泌能力分为管状腺癌、黏液腺癌、髓样癌、弥漫型癌；按癌细胞分化程度分为低分化癌、高分化癌。胃癌细胞的组织来源有来自胃黏膜柱状上皮者，亦有来源于肠化生上皮的。前者经常见于女性及青壮年，预后较差；后者经常见于男性老年人及萎缩性胃炎患者。按胃癌组织侵犯胃壁深度分浅表型和非浅表型，前者指胃癌细胞仅侵犯黏膜层及黏膜下层，多属早期胃癌；后者则侵犯黏膜、黏膜下、肌层、浆膜，以及邻近组织及远端转移，多属中、晚期胃癌。

二、诊断及治疗

（一）临床诊断

胃癌之症状，依次为上腹痛、胀满、消瘦、食欲不振、黑便、呕吐、呕血。腹痛先在胃脘部，时轻时重，类似溃疡病，如有临近组织及肠系膜淋巴转移，则可漫及全腹。腹膜转移可出现腹水；肝转移可出现肝大、黄疸；肺转移可见咳嗽、痰中带血、呼吸困难；骨转移可出现腰背四肢疼痛；脑转移可见颅内高压的症状；盆腔转移可见便秘及妇科症状。一部分胃癌可能转移症状在前，原发症状在后。早期胃癌无明显的体征，进展期上腹可出现包块，质地坚硬，表现凹凸不平，呈结节状，有压痛，广泛浸润性癌，触及率较高。胃窦癌次之，贲门癌不易触及。晚期胃癌伴消瘦、贫血、衰竭。胃癌有远处淋巴结转移时可触及淋巴结。一般来说，浅表型胃癌临床症状轻，体征少；非浅表型胃癌症状重，体征多。胃癌的并发症有幽门、贲门梗阻，出血及穿孔。

胃镜检查：可直接观察胃壁病变，可取组织活检，诊断率在 90% 以上；CT 及 MRI 检查：可显示胃癌侵犯浆膜及邻近器官、腹膜转移和淋巴转移的情况；PET/CT 检查检查：可快速的获取全身图像，发现微小病灶；超声内镜：内镜技术与超声技术的结合，可以进行内镜直接观察，又可进行实时超声扫描；血清生物学指标：常用 CEA、CA724、CA199、CA50、SF、AFP、SA 等，对胃癌的预后监测有一定意义。

（二）西医治疗

1. 外科手术

胃癌Ⅰ期、Ⅱ期为根治手术最佳时机，Ⅱ期术后酌情辅助化疗。Ⅰ期术后原则上不化疗，但有以下情况者应考虑辅助化疗：病理类型高度恶性，脉管癌栓，癌面积大于 $5cm^2$，多发癌，40 岁以下患者。Ⅲ期患者一般行扩大根治手术，是手术根治后辅助化疗的重点。

2. 化学疗法

化疗的主要作用在于配合手术治疗。胃癌术前、术后配合辅助化疗可抑制肿瘤活性，防止手术后癌细胞的转移，从而延长存活时间，提高 5 年存活率。术后化疗一般均在术后 2 ~ 3 周开始，联合化疗可提高抗癌效果，除全身化疗外还可局部介入化疗，常用方案有 ECF、FLOT、SOX 等方案。

3. 放射治疗

胃癌细胞大多分化比较成熟，故很少单纯采用放射方法治疗胃癌。有人在胃癌转移，梗阻症状明显时采用放疗以期缓解梗阻，有人在疼痛剧烈时采用放疗以缓解疼痛。

4. 靶向治疗

曲妥珠单抗被批准用于晚期 HER2 阳性胃癌的一线治疗；阿帕替尼为小分子抗血管生成靶向药物，被批准用于晚期胃癌三线治疗。

5. 免疫治疗

PD-1 单克隆抗体派姆单抗、纳武单抗被批准用于晚期胃腺癌的三线治疗，免疫联合治疗在胃癌一二线中仍处于探索阶段。

6. 介入治疗

对于胃癌介入灌注化疗栓塞联合、单纯灌注化疗（TAI）或栓塞（TAE）更为常用，血供不丰富的进展期胃癌、残胃复发癌或转移癌，如印戒细胞癌、未分化细胞癌和病理分型为 Borramann 4 型胃癌，应选择经皮经动脉药盒植入术（PCS）治疗。非血管介入治疗应用较少，转移至肝、肺等脏器可参照相关章节进行治疗。

三、裴正学教授思维方法

裴正学教授认为"人以胃气为本"，《黄帝内经》有"有胃气则生，无胃气则死"的经文，脾胃之气得充，则后天之本得固，脾胃升降功能正常运转，外邪无入、内邪无长。脾胃之气可因先天禀赋不足、外邪内入而伤气、脏腑阴阳失和等多种因素而致衰。脾胃之气虚损，临床证见颜面萎黄，食欲不振，体乏无力，少气懒言，《素问》说："邪之所凑，其气必虚"，"正气存内，邪不可干"，因此出现脾胃气虚之证候则说明机体有潜在早期胃癌之可能，事实上早期胃癌患者大多数具备上述脾胃气虚证候。脾为湿土、胃为燥土，脾气虚则湿气盛，胃气虚则燥火升，湿与火相合则见脾胃湿热之证，证见舌红，苔黄腻，胃脘胀满而痛，一部分患者出现恶心、呕吐，一部分患者则出现便溏、便秘，大约中晚期胃癌患者常出现此类症状。湿热相合于胃，久则阻滞气机，所谓阻滞气机当具两重含义，其一为"脾气不升、胃气不降"，脾气不升则肠鸣、腹泻，胃气不降则恶心、呕吐；其二为气滞血瘀，此则胃部疼痛加重，痛有定处，拒按，更有甚者气血凝滞，积聚成块，脘腹可触及包块，此时胃癌已届晚期。在上述病机转化过程中，一部分患者由于胃火炽盛，脾阴亏损，证见舌红少苔，甚至舌绛无苔，胃脘部疼痛伴明显烧灼感，此为胃阴虚；一部分患者除胃脘疼痛不舒外，尚伴有两胁不舒，尤以右胁疼痛为著，并有口苦咽干，急躁易怒，胸闷等症，此为肝木克土，亦称肝胃不和。肝木克土的患者大多伴胃癌肝转移；胃阴虚之患者大多合并电解质紊乱。

　　扶正固本乃治疗恶性肿瘤的根本大法。《黄帝内经》曰"有胃气则生，无胃气则死"，此与裴正学教授提出的"百病安胃说"有异曲同工之妙。脾胃之气得充，则后天之本得固，故裴正学教授在治疗胃癌时总不离香砂六君子汤、半夏泻心汤、小丹参饮等来顾护胃气。且肿瘤发生后耗伤气血，加之手术、化疗等对正常细胞和肿瘤细胞"敌我不分"的杀伤，进一步影响到脏腑气血功能，使正气更虚，出现恶性循环。

四、中医辨证分型及方药

1. 脾胃气虚型

　　证见：胃痛时轻时重，喜暖喜按、得食则减，时有恶心、便溏，大多数患者证见颜面萎黄，食欲不振，体乏无力，少气懒言，怕冷，多汗。舌胖淡，苔薄白，脉沉细滑。治宜健脾益气、温胃止痛。方用香砂六君子汤、小建中汤加味。

　　方药：党参 10g，白术 10g，茯苓 12g，甘草 6g，半夏

6g，陈皮 6g，木香 3g，草豆蔻 3g，桂枝 10g，白芍 20g，丹参 10g。水煎服，每日 1 剂。加减法：腹胀加干姜 6g、附片 6g；胀加剧加三棱 10g、莪术 10g；胃脘疼痛加汉三七 3g（分冲）；疼痛剧烈加制乳香 3g、制没药 3g。

2. 脾胃湿热型

证见：胃痛呈持续性，阵发性加剧，胃脘胀而有烧灼感，患者大部分有恶心、呕吐，腹泻或大便干结的症状，一部分患者具消化道梗阻症状。患者消瘦、精神委顿，时有发热。脉弦滑数，舌质红苔黄厚腻。治宜清热燥湿、行气止痛。

方药：乌梅合剂、金铃子散合剂、半夏泻心汤加味。方药：乌梅 4 枚、川椒 6g，黄连 6g，半夏 6g，干姜 6g，郁金 6g，丹皮 6g，白芍 15g，威灵仙 10g，佛手 10g，鸡内金 10g，丹参 10g，木香 3g，草豆蔻 3g，夏枯草 15g，海藻 10g，昆布 10g，黄柏 6g，黄连 3g，黄芩 10g，山栀 10g，干姜 6g，半夏 6g，丹参 10g，木香 3g，草豆蔻 3g，当归 10g，白芍 20g，制乳香 3g，制没药 3g，黄精 20g，高良姜 6g，枳壳 10g，甘草 6g。水煎服，一日 1 剂。加减法：大便干结加大黄 10g；黑便加仙鹤草 20g、土大黄 15g；呕血加生赭石 20g（先煎）、肉桂 3g；腹部结块加白花蛇舌草 20g、半枝莲 20g；胃痛剧烈加元胡 10g、川楝子 10g。

3. 气滞血瘀型

证见：胃痛持续，阵发性加重，痛有定处，拒按，上腹部可触及肿块。患者面色暗，身体尪羸，时有发烧，大便干结或溏薄泄泻。舌质绛红有瘀斑，苔少无苔或黄厚腻苔，脉弦大但无力，双寸沉细。治宜行气活血、扶正固本。

方药：金铃子散合剂加味。方药：元胡 10g，川楝子 20g，郁金 10g，桃仁 10g，红花 3g，五灵脂 6g，当归 10g，川芎 10g，黄芪 15g，良姜 6g，制乳香 6g，制没药 6g，蒲黄 10g，海藻 10g，昆布 10g，白芍 15g，党参 10g，白术 10g，茯苓 12g，甘草 6g，夏枯草 15g，三棱 10g，莪术 10g，丹参 10g，木香 3g，草豆蔻 3g。水煎服，一日 1 剂。加减法：持续高热加生石膏 60 ～ 100g（先煎），亦可加抗癌五味消毒饮；恶心呕吐加生姜 10g、半夏 10g、旋覆花 15g、生赭石 15g（先煎）。

4. 胃阴虚型

证见：胃痛呈烧灼样，持续不断，阵发性加重。患者口干而不思饮，全身困乏，骨蒸潮热，五心烦热、多汗、消瘦、衰弱，面目晦暗。舌绛无苔，舌体胖大，脉细数，尺寸均弱。治宜养阴益胃、清热泻火、行气止痛。

方药：叶氏养胃汤合小丹参饮、半夏泻心汤加味。方药：北沙参 30g，麦冬 10g，玉竹 10g，石斛 10g，丹参 10g，木香 3g，砂仁 3g（后下），半夏 3g，黄连 3g，黄芩 10g，干姜 6g，栀子 10g，元胡 10g，川楝子 10g，制乳香 10g，制没药 10g。水煎服，一日 1 剂。加减法：高烧者加生石膏 30 ～ 100g（先煎）、白花蛇舌草 30g、半枝莲 30g、虎杖 15g；胃痛剧烈者加汉三七 3g（分两次冲服）；胃出血者加土大黄 20g、生大黄 6g、生赭石 15g（先煎）。

上述四个分型论治概括了不同阶段胃癌的治疗方药。胃癌早期，机体一般状况较好者多属脾胃气虚型；中期胃癌，已有邻近器官之转移，癌性发烧或感染性发烧同时存在者多属于脾胃湿热型；伴明显植物神经功能紊乱而交感神经功能偏亢，并兼有脱水及电解质紊乱者属胃阴虚型；远处器官转移，机体高度衰竭、恶病质者大多属于气滞血瘀型。从以上可以看出，香砂六君子汤、乌梅合剂（乌梅4枚、花椒6g，黄连6g，半夏6g，干姜6g，郁金6g，丹皮6g，白芍15g，厚朴6g，薏苡仁30g，陈皮6g，威灵仙10g，佛手10g）、金铃子散合剂（元胡10g，川楝子20g，郁金10g，桃仁10g，红花3g，五灵脂6g，当归10g，川芎10g，黄芪15g，高良姜6g，制乳香6g，制没药6g，蒲黄10g，海藻10g，昆布10g，白芍15g，党参10g，白术10g，茯苓12g，甘草6g，夏枯草15g，三棱10g，莪术10g，丹参10g，木香3g，草豆蔻3g）、半夏泻心汤、小丹参饮是裴正学教授常用方剂。健脾丸、胆胰合症方、枳实导滞汤、参苓白术散、厚朴温中汤、真人养脏汤、柴胡加龙骨牡蛎汤亦可辨证用之。另外，裴正学教授对胃癌术后、放疗、化疗后中医药的治疗紧扣本虚标实的病机，是对机体整体调治，着重以扶正固本为大法，用兰州方促进正气恢复，提高机体的抗病能力，达到扶正祛邪的目的，从而提高机体的免疫功能，如促进白细胞数量的增加、增强机体的抗癌功能。胃癌患者经手术或放疗、化疗后，免疫功能下降，抵抗力低下。此时脾升胃降功能失司、运化失调，采用中医药调和脾胃，能够减轻手术后的不良反应，有助于胃癌患者的机体康复。

五、裴正学教授胃癌用方解析

裴正学教授经 40 余年的临床经验总结出胃癌一号、胃癌二号合方治疗此病疗效显著，尤其适于湿热蕴结于中焦，有疼痛证候者。内含乌梅丸及郁金、丹参、白芍、厚朴、薏苡仁、茯苓、佛手、元胡、川楝子、木香、草豆蔻、焦三仙、夏枯草、海藻。裴正学教授选仲景乌梅丸治疗此病，为前人未用。乌梅丸乃《伤寒论》治疗厥阴病之方，方含乌梅、干姜、黄连、花椒、半夏。裴正学教授谓：此方中乌梅抑酸和胃，黄芩清热散结，附子、干姜、花椒散寒温中，半夏燥湿散结，为寒热互结治疗之本；厚朴、佛手、茯苓、薏苡仁具有行气燥湿之效；元胡、川楝子、木香、草豆蔻行气止痛；丹参、郁金活血化瘀；夏枯草、海藻软坚散结；次方乃裴正学教授的一大创新。如化疗患者用兰州方，减轻化疗患者的副作用；纳差者加入香砂六君；有腹水加入大腹皮、葫芦皮、车前子；裴正学教授在治疗中注重扶正和祛邪兼顾，注重机体的反应性，为广大患者减轻了疼痛，提高了生活质量，弥补了前人治疗此病之不足。

六、裴正学教授临床病案举例

例1：2005 年 9 月 3 日，患者，男，61 岁。上腹部隐痛、胃脘胀满、吞咽困难月余，经钡餐、胃镜检查确诊为贲门癌，病理活检：贲门鳞癌，因患者经济困难，要求服用中药，回农村家中调治。诊见舌红，苔淡黄，尺脉弱，关脉弦。

【裴正学教授首诊处方】乌梅 4 枚、花椒 6g，黄连 6g，半夏 6g，干姜 6g，郁金 6g，丹皮 6g，白芍 15g，威灵仙 10g，佛手 10g，元胡 10g，川楝子 20g，鸡内金 10g，丹参 10g，木香 3g，草豆蔻 3g，夏枯草 15g，海藻 10g，昆布 10g。水煎，取汁 400ml，分 2 次早晚饭后服用（即每日 2 次，每次 200ml）。

10 月 18 日，二诊，自述服用上方 7 剂后上腹部疼痛减轻，食欲亦有所增加，前方加三棱 10g，莪术 10g。嘱其继续服用。

12 月 20 日三诊，患者自谓服用上方 30 剂，胃脘已无不适，颜面红润、体格健壮、吞咽困难明显缓解。在上方基础上加党参 10g，白术 10g，茯苓 10g，甘草 6g，嘱其 2 日服用 1 剂，即头煎 300ml 分 2 次早晚服用；次日二煎 300ml 分 2 次早晚服用。1 年后，患者自觉无任何不适，钡餐透视无阳性发现。胃镜检查：贲门肿块消失，病理活检：无癌细胞发现，为进一步巩固病情，裴正学教授令其长期服用裴氏升血颗粒。

例 2：2001 年 3 月，患者，女，56 岁，主诉纳差、消瘦半年，胃脘持续剧痛并阵发性加重半月余。经钡餐、胃镜检查确诊为胃小弯处中分化腺癌、幽门螺杆菌阳性（++）。诊其舌脉见舌质红，苔黄厚腻，脉弦大而滑。因自己坚决不愿意接受手术、化疗，故求治于裴正学教授。

【裴正学教授首诊处方】乌梅 4 枚、花椒 6g，黄连 6g，半夏 6g，干姜 6g，郁金 6g，丹皮 6g，白芍 15g，威灵仙 10g 佛手 10g，元胡 10g，川楝子 20g，鸡内金 10g，丹参 10g，木香 3g，草豆蔻 3g，夏枯草 15g，海藻 10g，昆布 10g，三棱

10g，莪术 10g，川贝 10g。15 剂，水煎服，一日 1 剂。

5月二诊，患者谓服用上方好转，故两个月未来门诊自行坚持服用此方 50 余剂，鉴于患者面色已转红润，气色、精神已如常人，仅感胃脘不舒，故在原方基础上加用党参 10g，白术 10g，茯苓 10g，陈皮 6g，半夏 6g，甘草 6g，嘱其继续服用。时过 6 年，2007 年 3 月患者持字迹斑驳的原方来裴正学教授处再诊，裴正学教授嘱其做胃镜检查，3 日后胃镜检查报告：浅表性胃炎，未见癌性病变。为进一步巩固病情，裴正学教授嘱其长期服用裴氏升血颗粒。

按：上述两例，仅系裴正学教授对大量癌症患者治疗有效的 2 例报告。2 例所用主方大同小异，该主方对大多数胃癌患者均有不同程度疗效，尤其对胃癌患者疼痛证候常能应手取效。裴正学教授认为胃癌的基本病机是湿热互结中焦，湿宜降，热宜升是为生理，湿热互结于中焦，则湿不能降，热不能升，互结之处日久则症瘕积聚。裴正学教授常选用仲景乌梅丸加味治疗此证，乃前人之所未发。乌梅丸为《伤寒论》为厥阴病专设。《金匮要略》中主治蛔厥，故此，后人每遇肠道蛔虫及胆道蛔虫以此方投之，常有桴鼓之效，以此方治疗胃癌是裴正学教授的一大创新。查该方组成，乌梅、川椒、干姜、黄芩、黄连、半夏者乌梅丸也。裴正学教授谓：乌梅丸中之黄芩、黄连清热泻火以治热结，干姜、附子温中散寒，以治寒结，此为治疗寒热互结之根本；厚朴、薏苡仁、威灵仙、佛手、茯苓具除湿、行气、降逆之功效。丹参、郁金活血化瘀，专治久病入络；乌梅增酸和胃，鉴于此才有明显疗效。

七、古今各家学说荟萃

《素问·通评虚实论》："膈塞闭绝，上下不通，则暴忧之病也。"

《素问·腹中论》："病有少腹盛，上下左右皆有根……病名伏梁。……裹大脓血，居肠胃之外，不可治，治之每切，按之致死。"

《灵枢·上膈》："气为上膈者，食饮入而还出，余已知之矣。"

《灵枢·百病始生篇》："积之始生，得寒乃生，厥乃成积也。"

《灵枢·百病始生篇》："留而不去，传舍于胃肠，在胃肠之时，贲响腹胀……息而成积，或著孙脉，或著脉络，……或著于伏冲之脉，或著于膂筋，或著于肠胃之募原，上连于缓筋，邪气淫溢，不可胜论。"

《金匮要略·呕吐哕下利病篇》："寸口脉微而数，微则无气，无气则荣虚，荣虚则血不足，血不足则胸中冷；趺阳脉浮而涩，浮则为虚，涩则伤脾，脾伤则不磨，朝食暮吐，暮食朝吐，宿谷不化，名曰胃反，脉紧而涩，其病难治。"

《证治准绳·论噎膈反胃》："血郁于上，积在膈间，有碍气之升降，津液因聚为痰、为饮，与气相搏而动，故作声也。""年高病久，元气败坏，手足冷寒，如羊矢，沫大者，皆不救。""此病唯年高者有之。"

《证治汇补·噎膈篇》："吞酸，嗳气，小疾也。然可暂而不可久，弗以小疾而试之，为噎膈反胃之渐也。"

《医宗金鉴·杂病心法要诀》："三阳热结伤津液，干枯贲幽魄不通，贲门不纳为噎膈，幽门不放翻胃成，二证留连传导隘，魄门应自涩于行，胸痛便硬如羊粪，吐沫呕血命难生。"

《丹溪心法·翻胃》："翻胃有四：血虚、气虚、有热、有痰兼病……，翻胃即膈噎、膈噎乃翻胃之渐。……粪如羊屎者，断不可治，大肠无血故也。"

《外台秘要·胃反》："夫荣卫俱虚，血气不足，停水积饮，在于胃管则藏冷，藏冷而脾不磨，脾不磨则宿谷不化，其气逆而成胃反也，则朝食暮吐，暮食朝吐，心下牢大如杯，往来寒热，甚者食已则吐。"

《千金方·胃腑》："胃反为病，朝食暮吐，心下坚如杯升，往来寒热，吐逆不下食，此为关上寒癖所作。"

《医学衷中参西录·论噎膈》："噎膈之证，方书有谓贲门枯干者，有谓冲气上冲者，有谓痰涎者，有谓血瘀者，愚向谓此证系中气竭，不能撑悬贲门，以致贲门缩如藕孔，痰涎遂易于壅滞，因痰涎壅滞，冲气更易于上冲，所以不能受食。"

刘嘉湘强调"养正则积自除"，正气亏损不仅是肿瘤发生的根本原因，而且也是肿瘤发展与变化的关键，重视健脾补肾，治病求本；审证求因，调整阴阳；调理脾胃，重视后天，同时还要根据肿瘤不同阶段和病理变化配合祛邪药物，方可获得满意疗效。正如《黄帝内经》云："邪之所凑，其气必虚。"现代药理研究健脾益肾中药有提高机体免疫的功能。

林通国采用反畏恶药治疗胃癌，《类经图翼》云"其病既反，其治亦宜反"，《医学正传》云"大毒之病，必用大毒之药以攻之"。《本草纲目》云"坚积之病，非平和药所能捷，必令反夺以攻之"。自制拮抗丸采用反畏恶药物组成，50 例胃癌疗效观察对肿瘤包块缩小、减轻疼痛、延长生存时间有一定作用。

第八章　原发性肝癌

一、解剖生理及病理

　　肝脏是人体最大的脏器，为不规则的楔形器官，分膈、脏两面。大部分位于右季肋区和腹上区，小部分达左季肋区；大部分被肋弓所覆盖，仅在腹上区的左、右肋弓之间有小部分露于剑突下；常随呼吸改变，通畅平静呼吸时升降可达2～3cm。肝脏膈面呈凸形，大部分与膈肌相贴附；脏面较扁平，与胃、十二指肠、胆囊、结肠肝曲，以及右侧肾和肾上腺相毗邻；膈面与脏面交界处成锐缘；左肝的下缘可在剑突下扪到。肝脏在代谢、胆汁生成、解毒、凝血、免疫、热量产生及水电解调节中起了重要作用。

　　肝癌的大体形态分为三型：①巨块型：为直径10厘米以上之巨块，质硬，易产生坏死，易形成肝破裂出血。②结节型：结节呈多发，散布于肝右叶，此型常伴肝硬化。③弥漫型：为米粒至黄豆大小之癌结节散布全肝，也常伴有肝硬化。肝脏肿大不显著，有的还出现缩小。癌细胞由肝细胞来的占90％，癌细胞呈圆形或多边形，排列呈索状或巢状，核大，核仁明显；癌细胞由胆管细胞来的比较少见，细胞呈立方或腺状，或柱状。另外尚有极少数癌细胞介于肝细胞和胆管细胞的混合状态。癌细胞的转移通常有肝内转移和肝外转移，肝内转移在门静脉分支中形成瘤栓，脱落后在肝内引起多发性肝内转移灶，如果瘤栓形成于门静脉之中，则可见门静脉高压的各种症状；肝外转移包括血行转移、淋巴转移、种植转移三种形式。血行转移则首见于肺，其次是肾上腺、骨、肾、脑等处。淋巴转移主要是肝门淋巴结，其次是胰、主动脉旁淋巴结、锁骨上淋巴结。种植转移是癌细胞脱落，植入于胸膜、腹腔、横膈，形成胸水、腹水等，个别患者有种植于盆腔而形成盆腔肿物。

二、诊断及治疗

（一）临床诊断

肝癌患者最先见到的症状大多数是肝区疼痛，多呈持续性胀痛或钝痛，疼痛是因为肝脏迅速肿大，肝包膜绷紧所致，如果癌细胞侵犯横膈，则可见到右肩背之疼痛，生长较缓慢的肝癌因其肝包膜的适应而疼痛较轻。有时癌肿破裂，坏死的癌组织流入腹腔，则肝痛向腹部扩散且疼痛骤然非常剧烈，出血过多者可引起休克。其次是肝肿大，肝癌的肝肿大可向上增大而致肝浊音界上升，亦可向下增大而突出于右肋及剑突下，触之质硬，表面欠光滑而有结节，触痛明显，癌组织中动脉血管丰富而迂曲，通常可在肿块之上听到血管杂音为吹风样。晚期肝癌多有黄疸，这是癌块压迫肝门附近的胆管所致，也有一部分是癌组织直接侵犯胆管所致。除此之外，肝癌常伴发肝硬化、门脉高压的表现。肝癌转移至肺、骨、脑等处时可产生相应的症状。另外，作为恶性肿瘤，肝癌患者还常有消瘦、乏力、发热，晚期则出现贫血、衰竭、恶质等表现。

甲胎蛋白的测定

在排除妊娠、活动性肝炎及生殖腺胚胎瘤后，甲胎蛋白检查诊断原发性肝癌的标准是：①甲胎蛋白大于 $400\,\mu g/L$ 持续 4 周以上；②甲胎蛋白在 $200\,\mu g/L$ 以上的中等水平持续 8 周以上；③甲胎蛋白由低浓度逐渐升高不降。活动性肝炎、肝硬化炎症活动期甲胎蛋白浓度可出现低度升高，但与血清 ALT 同步升高和下降。血清 γ - 谷氨酰肽酶（γ-GT）、异常凝血酶原（DCP）、α-L- 岩藻糖苷酶（AFU）、铁蛋白、CEA、CA19-9 等。B 型超声检查：对肝癌的诊断具有重要意义，可确定肝癌的部位、大小及类型，并有重要鉴别诊断意义。CT 检查：具有更高的分辨率，兼有定性和定位的诊断价值，且能显示病变的范围、数目、大小及其与邻近脏器和重要血管的关系等，CT 增强扫描可进一步提高肝癌诊断的准确率及早期诊断率。MRI 检查：T1 加权表现为低信号，T2 加权表现为高信号，N 加权像多数病例肿瘤一样，部分与周围肝实质信号差别不大或肿瘤部分表现为略高的信号。PET-CT：在肝癌的诊断及全身评估、疗效评价方面起重要作用。

（二）西医治疗

1. 手术治疗

早期诊断，手术治疗仍是治疗本病的主要选择，一小部分患者通过对早期病变的肝叶切除，可能达到完全根治，但是这样的机会不多。目前认为经手术切除的小肝癌（单个结节直径不超过5cm），半数以上病人术后AFP降至正常，3年存活率可达60%～70%，手术一般适应于早期肝癌无肝功能损害、无门脉高压的患者。

2. 肝动脉化疗栓塞术

介入治疗应用于肝癌相对较早，目前效果可与外科手术相媲美，较全身化疗稍佳，常用的化学药物有阿霉素、5-Fu、奥沙利铂等，一般为4～6周重复一次，一般治疗3～5次。综合文献报道，TACE可使肝癌患者中位生存时间达到20个月，随着治疗手段的优化，中位生存时间甚至可达30～40个月，但仍属于姑息性治疗手段，其远期效果亦欠佳。

3. 局部消融

射频消融是目前局部消融治疗的代表方法之一，在CT、B超引导下，将针型电极置入肿瘤内，射频发出高频交流电磁波，局部产生高温，从而杀死肿瘤。

4. 分子靶向治疗

索拉非尼、仑伐替尼可作为目前一线治疗药物；二线药物可选择瑞戈非尼，在肝癌的治疗中可明显延长患者生存。

5. 免疫治疗

PD-1单抗纳武单抗、帕博丽珠单抗、卡瑞利珠单抗均在肝癌二线治疗中显示出一定疗效。

6. 肝移植

相对肝切除，肝移植优势在于能同时切除肿瘤和病变的肝脏，但仍面临移植后肿瘤复发问题。

三、裴正学教授思维方法

裴正学教授认为肝癌主要病机为肝气郁结，气滞血瘀，横逆犯胃，湿热内阻，久病入络，瘀血内阻，不通则痛，肝部肿块和肝区疼痛是原发性肝癌最突出的症状。此病以肝气郁滞为本，肝木克土、湿热相合、火旺迫血或气不统血为标，治疗当以疏肝健脾理气为大法。在肝癌的发病过程中，脾肾亏虚是内在原因，而饮食、情志、外邪等均为外在原因，内外相合从而导致了肝癌的发生。肝癌的病机有虚、实两端，肝郁脾虚、脾胃虚弱、肝肾阴亏为虚证；气滞血瘀，湿热蕴结为实证。肝癌初期，正气尚存，邪气盘踞，以邪实为主，治疗应该疏肝理气、活血化瘀、清热利湿、泻火解毒、软坚散结等治标之法以祛邪；中后期，邪气日深，气血渐耗，正气渐伤，日久瘀不去，以正虚为主，此时就要把扶正固本作为首要的选择，通常采用健脾益气、养血柔肝、滋阴补肾等治本之法。故裴正学教授认为在治疗肝癌时，不应只局限于治疗肝癌本身所引起的一小部分病灶，而是要从整体的、全面的观点看待问题。西医通常仅用手术、介入、射频消融、分子靶向药物等治疗都只是针对肝癌本身，只注重了肝癌患者的局部肿瘤，而忘记了由肝癌所引起的一系列症状，如肝硬化（腹水、黄疸、食道静脉曲张）等，所以在治疗上仅取得了短期疗效，但从长远疗效来看不甚满意。我们只有通过治疗肝癌患者自身所引起的一系列其他症状，减轻病人的腹水、疼痛、纳差、腹胀等痛苦，改善患者的每个微小症状，保护并且补足患者的正气，通过中药积极调动其自身强大的免疫潜能，一一消除患者不适症状。裴正学教授谓"治标即是治本"，消除患者不适症状，即是提高生存质量，提高生存质量就是延长生存时间，以此达到人瘤共存，这一思想叫z作"围点打援"。裴正学教授治疗肝癌不是强攻强破，而是因势利导，既治疗了疾病，又保全了自身。此外，《金匮要略》谓"见肝之病，知肝传脾"，故治疗肝病者应当固护脾胃，以益气健脾护胃贯彻治疗始终。裴正学教授认为，胃肠系统是植物神经功能最敏感的部位，往往病人身体不适，就会首先影响胃肠，出现恶心、呕吐、纳差等不适症状，且很多肝癌晚期的患者都会出现发热、血小板减少、出血等脾功能亢进症状，故裴正学教授在治疗中常用香砂六君汤合半夏泻心汤加减来健脾和胃。裴正学教授自拟的肝癌一号方就采用柴胡四逆散来疏肝和胃，但在具体临床用药时，往往根据病人的临床表现将原方灵活配合加减运用，此外，肝癌中晚期患者多见癌毒化热之象，故多加抗癌五味消毒饮以清热解毒、扶正抗癌，如白花蛇舌草、龙葵、半枝莲、金银花、连翘、蒲公英、败酱草、蚤休、夏枯草等。

四、中医辨证分型及方药

1.肝郁脾虚型

此型亦称肝木克土或肝胃不和，主证为口苦咽干，急躁易怒，胸胁苦满，颜面萎黄，食欲不振，疲乏无力，少气懒言等证，通常为肝癌之早期，胁下尚未能触及肿物，但通过B超、CT检查则可确诊。治当疏肝健脾，方用逍遥散、柴胡疏肝散加味。

方药：当归10g，白芍15g，白术10g，茯苓12g，柴胡10g，枳实10g，川芎6g，香附6g，丹参30g，黄芪30g，白花蛇舌草20g，半枝莲20g，元胡10g，川楝子10g。水煎服，每日1剂，加减法：纳呆加焦三仙各6g；肝痛者加乳香3g、没药3g；胃痛加丹参10g、木香3g、草豆蔻3g。

2.气滞血瘀型

此型也叫症瘕积聚型，主证为右胁下积块或剑突下积块可明显触及，质硬而压痛显著，患者除具前述肝郁脾虚型全部临床表现外，主要自觉症状是肝区疼痛，拒按。舌质红，有瘀斑，苔黄腻，脉象弦涩。治当行气活血、疏肝止痛。

方药：肝癌1号（四四八对亦名软肝消痞丸）加味，方药组成：柴胡10g，枳实10g，白芍15g，甘草6g，鳖甲15g（先煎），龟板15g（先煎），牡蛎15g（先煎），玳瑁15g（先煎），元胡15g，川楝子10g，制乳香3g，制没药3g，海藻10g，昆布10g，三棱10g，莪术10g，白花蛇舌草20g，半枝莲20g，青皮6g，陈皮6g，赤芍15g，白芍15g，香附6g，郁金6g。水煎服,每日 1 剂。加减法:高热不退加生石膏 30 ~ 100g(先煎);出血者加大黄 10g、黄连 3g、黄芩 10g;肝痛者加汉三七 3g (分两次冲服)。

3. 湿热内蕴型

此型患者大多数在上型气滞血瘀之基础上产生,患者呈现皮肤及巩膜黄染,时有低热,肝痛腹胀,小便短赤,大便溏臭。舌质红,苔黄腻厚,脉象弦滑。治当清热利湿、行气止痛。

方药:肝癌 2 号加味,方药组成:龙胆草 10g,山栀10g,茵陈 10g,大黄 10g,黄连 3g,黄芩 10g,当归 10g,赤白芍各 15g,青皮 10g,陈皮 10g,香附 6g,牡蛎 15g,红花3g,黄芪 30g,威灵仙 10g,夏枯草 10g,生薏仁 30g,佛手10g,鳖甲 10g (先煎)。水煎服,一日 1 剂。加减法:肝痛者加元胡 10g、川楝子 10g、制乳香 3g、制没药 3g;出血者加仙鹤草 30g、土大黄 20g;黄疸者加重茵陈至 20 ~ 30g,再加白花蛇舌草 20g、半枝莲 20g、虎杖 10g、蚤休 10g;高热不退加柴胡 10g、青蒿 10g、生石膏 30g。

以上两型属肝癌之中晚期,气滞血瘀突出了肝部之肿块,湿热内蕴则突出了发热黄疸,两型均可合并出血、高热、肝痛,大多数情况下两型证情交叉,不能明显分开,因此在临床上常二方合用,其加减法也多共同使用。

4. 肝胆火旺型

此型患者之特点为火热证候,证见高热,口渴,大汗,黄疸明显加重,肿块急剧增大,出血加剧,肝痛明显,肝癌已晚期。一部分患者由此进入肝昏迷，中医谓"热入心包"。一部分患者手足抽动，中医谓"热盛动风"。另一部分患者出血不止，中医谓"热盛迫血妄行"。患者舌红绛，少苔或无苔，一部分患者则呈舌苔黄厚腻，脉弦滑数，双侧尺脉弱。治当清热泻火、釜底抽薪。

方药：胆胰合症方加味：柴胡10g，枳实10g，白芍10g，炙甘草6g，川芎6g，香附6g，木香6g，丹参10g，草豆蔻6g，大黄10g，黄芩10g，黄连6g，元胡10g，川楝子20g，制乳香6g，制没药6g，干姜6g，蒲公英15g，败酱草15g，三棱10g，莪术10g，白花蛇舌草15g、半枝莲15，水煎服，一日1剂。加减法：出血多加仙鹤草30g、土大黄20g、汉三七3g；神昏谵语加安宫牛黄丸1丸（鼻饲）；高热不退加生石膏30～100g（先煎）。

裴正学教授治疗肝癌的经验颇丰富，总结了一整套行之有效的治疗原则、方法，并在肝癌的治疗中加减应用。裴正学教授自拟胆胰合症方（花椒、干姜、柴胡、枳实、白芍、甘草、川芎、香附、黄芩、黄连、大黄、元胡、川楝子、乳香、没药、蒲公英、败酱草、丹参、木香、草豆蔻）疏肝理气，清热解毒以治其标。兰州方扶正固本可抑制肿瘤生长，同时对放疗、化疗的患者可减毒增效，防止复发，标本兼治。肝癌合并胆囊炎，肝功能异常，裴正学教授常用胆胰合症方加金银花、连翘、蒲公英、败酱草、白花蛇舌草、半枝莲、汉三七、五味子粉。A/G倒置重用党参、黄芪、丹参、何首乌、旱莲草、当归等；扶正固本药，其中黄芪、丹参用量达

30g。前者当属实证，后者当属虚证，多气血双亏，转氨酶升高此为"有余"，A/G值下降此为"不足"。《灵枢》云"损其有余，补其不足"是为正治，转氨酶升高用清热解毒法，A/G值下降用扶正固本法。合并肝炎肝硬化者，裴正学教授常用胆胰合症方加强肝汤核心（当归、白芍、黄芪、丹参、秦艽、板蓝根）保肝。肝癌体质尚可，肿块较硬者用肝癌1号方，也叫四四八对方（柴胡10g，枳实10g，白芍10g，甘草6g，龟板15g，鳖甲15g，生牡蛎15g，玳瑁15g，三棱10g，莪术10g，海藻10g，昆布10g，元胡10g，川楝子20g，制乳香6g，制没药6g，黄芪30g，丹参30g，青皮6g，陈皮6g，香附6g，郁金6g。肝癌1号方是裴正学教授治疗肝癌的专方，方中三棱、莪术、海藻、昆布，软坚散结；龟板、鳖甲、牡蛎、玳瑁，消积破症；黄芪、丹参益气养血，扶正固本；白花蛇舌草、半枝莲、虎杖、蚤休、夏枯草清热解毒。裴正学教授善用薏米、鸡内金、鳖甲治疗肿瘤。薏米健脾清热利湿，鸡内金消积化滞，健脾和胃以助气血生化之源，鳖甲咸寒软坚散结能保护肝纤维化，抑制肝细胞异常增生，并能增强机体的体液免疫功能和细胞免疫功能，三药意在加强抗癌之疗效。另外，乙癸同源饮、鳖甲煎丸、大黄蟅虫丸、香砂六君子汤等也是裴正学教授常用方剂。

五、裴正学教授肝癌用方解析

强肝汤（山西中药研究所研制）主要为：当归10g，白芍10g，生地12g，黄芪30g，黄精20g，郁金6g，党参10g，泽泻 10g，甘草 6g，山药 10g，山楂 10g，丹参 30g，秦艽 10g，神曲 10g，板蓝根 15g，茵陈 20g。《金匮要略·脏腑经络先后病脉证》曰"夫治未病者，见肝之病，知肝传脾，当先实脾，四季脾旺不受邪，即勿补之""脾实则肝自愈，此治肝补脾之要妙也"。裴正学教授在疏肝解郁的同时不忘健脾益气之大法，在乙肝的治疗中只有将疏肝与健脾法并驾齐驱，才能相得益彰，功效卓著。越来越多的研究表明，乙型肝炎发生发展及转归与人体免疫功能有直接关系，脾胃功能与细胞、体液免疫均紧密相关，健脾益气药物可增强机体免疫力，改善蛋白代谢，利于清除乙型肝炎病毒，促进患者康复。乙肝之外因为湿热邪毒侵袭肝脏，肝为藏血之脏，湿热毒邪易深入血分，瘀滞肝络，故裴正学教授将活血化瘀法应用于乙肝之治疗，活血祛瘀，疏通肝内血液循环，从而促进肝细胞的再生和修复，抑制肝组织纤维化，改善肝功能。方中之党参、黄芪、黄精、山药益气养阴、健脾补肾；当归、白芍养肝活血；丹参、郁金调达肝气、活血行滞、清心解郁；秦艽、茵陈清热、利胆退黄；山楂、神曲消食化滞、健脾和胃、活血散瘀，板蓝根凉血、清热解毒；甘草具补脾益气、调和诸药之功效。此方集扶正固本、活血化瘀、行气、清热解毒于一炉，实乃治疗肝病之集大成者。

胆胰合症方：由柴胡 10g，白芍 10g，甘草 6g，川芎 6g，香附 6g，黄芩 6g，大黄 6g，元胡 10g，川楝子 15g，乳香 6g，没药 6g，蒲公英 15g，败酱草 15g，丹参 20g，木香 6g，草豆蔻 6g（后下），花椒 6g，干姜 6g组成，胆胰膈症方重在疏肝和胃，活血化瘀，清热解毒。裴正学教授基于肝脏、胆囊及胰腺的解剖位置，创制此方，以该方为基友治疗一切肝胆胰腺方面疾病，疗效显著。方中柴胡、枳实、白芍、甘草为四逆散透邪解郁，疏肝理脾。四逆散、柴胡疏肝散为治疗胆囊、胰腺系之基础方。川芎活血行气，香附理气止痛。大黄、黄芩、黄连为泻心汤。唐容川《血证论》云："方名泻心，实则泻胃，泻心即是泻火，泻火即是止血。"丹参、木香、草蔻为小丹参饮，行气止痛；延胡索，川楝子、乳香、没药活血化瘀，行气止痛。干姜温阳散寒止痛；蒲公英、败酱草清热解毒。

　　肝癌一号方，又名四四八对方：柴胡 10g，枳实 10g，白芍 10g，甘草 6g，龟板 15g（先煎），鳖甲 15g（先煎），生牡蛎 15g（先煎），玳瑁 15g（先煎），三棱 10g，莪术 10g，海藻 10g，昆布 10g，元胡 10g，川楝子 20g，制乳香 6g，制没药 6g，黄芪 30g，丹参 30g，青皮 6g，陈皮 6g，香附 6g，郁金 10g。方中以四逆散疏肝行气，寓意肝木宜调达；龟板、鳖甲、牡蛎、玳瑁，四甲以消积破症，软坚散结；三棱、莪术、海藻、昆布破气行滞，软坚散结；金铃子散、乳没疏肝、活血止痛；黄芪、丹参益气养血，扶正固本；青皮、陈皮疏肝破气，健脾化痰行气；白花蛇舌草、半枝莲、虎杖、蚤休、夏枯草清热解毒，增强抗癌之力。

六、裴正学教授临床病案举例

　　例 1：薛某，男，56 岁，因"肝区疼痛 1 月伴腹胀"于 2011 年 3 月于门诊就诊。查体：患者形体消瘦，皮肤及巩膜轻度黄染，腹微膨隆，肝大剑突下 5cm，质硬，腹水（＋），脾肋下可触及，舌红有瘀点，苔黄腻，脉弦。CT 检查示：肝左叶可见大小为 6.0cm×5.1cm 占位病变，多考虑肝癌。肝功化验示：总胆红素 19μmol/L；ALT65U/L；AST68U/L；AFP：500μg/L. 根据病史、症状、体征及实验室检查。

【西医诊断】原发性肝癌。

【中医辨证】肝郁气滞，瘀血内阻。

【治以】疏肝行气，活血化瘀。

【方药】肝癌一号方：柴胡 10g，枳实 10g，白芍 10g，龟板 15g（先煎），鳖甲 20g（先煎），牡蛎 15g（先煎），玳瑁 10g（先煎），三棱 10g，莪术 10g，海藻 10g，昆布 10g，青皮 6g，陈皮 6g，元胡 10g，川楝子 20g，制乳香 6g，制没药 6g，黄芪 20g，丹参 20g，白花蛇舌草 15g，半枝莲 15g。14 副，水煎服，一日 1 剂，分服。

14d 后复诊，患者肝区疼痛减轻，腹胀减轻。化验肝功恢复正常。此后患者在门诊以上方为基础进行临证加减调理治疗至今，情况尚好。

例 2：王某，男，40 岁，因肝区疼痛 3 月伴疲乏于 2010 年 7 月于门诊就诊。查体：患者形体消瘦，皮肤及巩膜未见黄染，肝大剑突下 5cm，质硬，腹水（－），脾肋下可触及，舌淡红，苔黄腻，脉弦细。B 超检查示：肝左叶可见大小为 4.0cm×2.1cm 占位病变，多考虑肝癌。肝功化验示：ALT90U/L；AST80U/L；AFP：450μg/L. 根据病史、症状、体征及实验室检查。

【西医诊断】原发性肝癌。

【中医辨证】肝郁气滞。

【治则】疏肝行气。

【方药】肝癌一号方：柴胡 10g，枳实 10g，白芍 10g，龟板 15g（先煎），鳖甲 20g（先煎），牡蛎 15g（先煎），玳瑁 10g（先煎），三棱 10g，莪术 10g，海藻 10g，昆布 10g，青皮 6g，陈皮 6g，元胡 10g，川楝子 20g，制乳香 6g，制没药 6g，黄芪 20g，丹参 20g，白花蛇舌草 15g，半枝莲 15g。14 副，水煎服，一日 1 剂，分服。

14 日后复诊，患者肝区疼痛减轻。肝功化验示：ALT88U/L；AST78U/L，遂在原方基础上加用：金银花 15g，连翘 15g，五味子粉 10g（分冲）、汉三七 3g（分冲），水煎服，两日 1 剂，分服。又治疗 14d，患者转氨酶恢复正常，B 超检查示：肝左叶可见大小为 3.0cm×2.0cm 占位病变，较前缩小。肝区无疼痛。此后患者在门诊以上方为基础进行临证加减调理治疗，至今存活。

例 3：高某，男，50 岁，因右胁胀痛不适，于 2008 年 2 月在某医院诊断为肝癌。未行任何治疗。遂来甘肃省肿瘤医院找裴正学教授诊治。初诊，右胁下胀痛，疲乏无力，食纳差，面色黧黑，腹胀尿少，大便干燥，肝右胁下 4cm，质硬，舌质红有瘀斑，苔黄腻脉弦细。B 超脾厚 4.5cm，门静脉宽 1.4cm，CT 扫描肝右叶 5cm×6cm 肿块。AFP500ng/L，CA199 59.6mmol/L，SF 85.9mol/L，乙肝三系统示大三阳，转氨酶稍高，A/G1.2，肾功能正常。

【西医诊断】乙型慢活肝，肝硬化失代偿，肝癌。

【中医辨证】胁痛，肝郁脾虚，肝胆湿热。

【治法】疏肝理气，清热解毒。

【方药】胆胰合症方加味：柴胡10g，枳实10g，白芍10g，甘草6g，川芎6g，香附6g，木香6g，丹参10g，草豆蔻6g，大黄10g，黄芩10g，黄连6g，元胡10g，川楝子20g，制乳香6g，制没药6g，干姜6g，蒲公英15g，败酱草15g，三棱10g，莪术10g，白花蛇舌草15g，半枝莲15。水煎服，一日1剂。上方坚持服用2月，腹胀腹痛好转，食欲增加，精神见好。

2008年4月查CT示肝左叶肿块缩小至3cm×4cm，治疗效果显著，因患者家贫无力手术治疗，继续给予中药治疗，裴正学教授自拟的肝癌方：柴胡10g，枳实10g，白芍10g，甘草6g，龟板15g（先煎），鳖甲15g（先煎），生牡蛎15g（先煎），玳瑁15g（先煎），三棱10g，莪术10g，海藻10g，昆布10g，元胡10g，川楝子20g，制乳香6g，制没药6g，黄芪30g，丹参30g，青皮6g，陈皮6g，香附6g，郁金10g。患者回家坚持服此方2年，精神食欲及肝区疼痛较前明显好转，2010年11月来兰州检查AFP76.6ng/L，肝功能正常，CT示肝脏肿块缩小1cm×1.2cm。效不更方，继续坚持服药，存活3年。

例4：王某，女，46岁。2009年10月在某医院诊断原发性肝癌，胆囊炎，并行肝动脉介入治疗，术后1月肝区疼痛加重，腹胀，纳差乏力，便干、消瘦，查腹水少量，舌红苔腻，脉弦滑，ALT103mol/L，AST122mol/L，AFP＞1000ng/ml。

【西医诊断】原发性肝癌。

【中医辨证】胁痛。气滞血瘀，脾虚失运。肝癌介入术后，腹胀消瘦，乏力纳呆。见肝之病，知肝传脾，当先实脾。

【方药】香砂六君子、半夏泻心汤加味。木香 6g，砂仁 6g（后下），陈皮 6g，半夏 6g，茯苓 10g，甘草 6g，党参 10g，白术 10g，黄芩 10g，黄连 6g，干姜 6g，枳实 10g，白芍 10g，生龙骨 15g（先煎），生牡蛎 15g（先煎），海螵蛸 15g（先煎），大黄 6g，厚朴 10g，服药 10 剂后精神、食欲好转，右上腹疼痛，后背胀，证属气滞血瘀。方药胆胰合症方加兰州方核心：柴胡 10g，枳实 10g，白芍 10g，甘草 6g，木香 6g，丹参 10g，草豆蔻 6g，大黄 10g，黄芩 10g，黄连 6g，元胡 10g，川楝子 20g，制乳香 6g，制没药 6g，干姜 6g，蒲公英 15g，败酱草 15g，北沙参 15g，太子参 15g，人参须 15g，潞党参 15g，三棱 10g，莪术 10g，黄芪 30g。患者带药回家，坚持按方服药，服用此方半年余，症状明显好转，精神渐佳，肝右肋下 1cm，剑下 3cm，肝区疼痛减轻，舌红，苔黄，证属肝郁气滞，湿热蕴结，于上方加海藻 15g，昆布 15g，生薏米 60g，鸡内金 15g，鳖甲 15g（先煎），继续服用，巩固疗效。于 2010 年 6 月 26 日查 AFP 阴性，CT 扫描肝脏未见明显占位性改变，全身情况良好。

七、古今各家学说荟萃

《素问·大奇论》："肝雍，两胠满，卧则惊，不得小便。"

《素问·腹中论》有："病胸胁支满者，妨于食，病至则先闻腥臊臭，出清液，先唾血，四肢清、目眩，时时前后血……病名血枯……乃肝伤也。"

《灵枢·五邪》："邪在肝，则两胁中痛，寒中，恶血在内，行善掣节，时节脚肿。"

《难经·五十六难》："肝之积，名肥气，在右胁下，如覆杯，有头足，久不愈，令人咳逆。"

《诸病源候论·积聚候》："诊得肝积，脉弦而细，两胁下痛，邪走心下，足肿寒，胁下痛引小腹……"

《金匮要略·黄疸》："黄疸之病，当以十八日为期，治之十日以上瘥，反剧为难治。"

《金匮要略·黄疸》："黄家，日晡所发热，而反恶寒，此为女劳得之，膀胱急，少腹满，身尽黄，额上黑，足下热，因作黑疸，其腹胀如水状，大便必黑，时溏，……腹满者难治。"

《脉经》："肝伤者，其人脱肉，又卧，口欲得胀，时时手足青，目瞑，瞳仁痛，此为肝脏伤所致也。"

《张氏医通·膈症》："瘀血发黄，大便必黑，腹胁有块或胀，脉沉或弦，大便不利，脉稍实而不甚弱者，桃核承气汤，下尽黑物而退。"

《丹溪心法·鼓胀》："中满鼓胀，内有积块，坚硬如石，令人坐卧不安，大小便涩滞，上气喘促，遍身虚肿。"

《衷中参西录·论肝病治法》："肝体木硬，肝气郁结，肝中血管闭塞及肝木横恣侮克脾土，其现病或胁下胀痛，或肢体串痛，或饮食减少，呕哕，吞酸，或噫气不除，或呃逆连连，或头痛目胀、眩晕、痉痫种种诸证。"

《千金方·肝藏》："肝脉急甚为恶言，微急为肥气，在胁下如覆杯"。"肝之积名肥气，在左胁下如覆杯，有头足如龟鳖状，久久不愈。"

《外台秘要·肝劳》"肝劳虚寒，关格劳涩，闭塞不通，毛悴色夭，……眼青盲，眽眽不见物……口苦，骨节疼痛，筋挛缩，烦闷，……胁下痛，胀满气急，眼昏浊视不明。"

《医林改错·膈下逐瘀汤》："肚大坚硬成块，皆血瘀凝结而成，用膈下逐瘀汤，消化积块"。

朱良春：肝病可由湿热之邪留恋，肝脾久病而致气血亏虚，或气滞血瘀，迁延不愈，演变而来。因为病程长，肝功能长期损害，正虚邪恋，不易骤效，其病理变化，因禀赋有强弱，感邪有轻重，而各有不同。约言之，有伤阴、伤阳之异，在气、在血之分。必须把握病机，知常达变，方能提高疗效，缩短疗程。

于尔辛：主张健脾益气治肝癌，是依据中晚期肝癌常有上腹部胀满、胃纳减退、恶心、呕吐、腹泻或便闭、乏力、消瘦、上腹扪及肿块、肝脏增大、肝区疼痛、癌性发热以及腹水、黄疸，总结认为以上均与脾胃有密切关系，因此主要治则以健脾为主。

第九章　胆囊癌

一、解剖生理及病理

胆囊位于肝脏下面，长 8 ~ 12cm，宽 3 ~ 5cm，容量约为 30 ~ 60ml，分为底、体、颈三部。颈部膨出的后壁形成一个漏斗状的膨大部分，称为哈氏囊，结石易嵌顿于此。正常胆囊的体表投影：右侧锁骨中线与右侧第 9 或第 10 肋骨的交界处，相当于右侧腹直肌外缘交界处。胆囊壁由黏膜、肌层和外膜组成。功能为储存胆汁、浓缩胆汁、分泌黏液、排空胆汁。

胆囊癌的组织学分类有原位癌、腺癌、乳头状腺癌、腺癌肠型、黏液腺癌、明细胞腺、印戒细胞癌、腺鳞癌、鳞状细胞癌。胆囊癌以腺癌多见，其次是鳞癌，乳头状癌的预后最好。

二、诊断及治疗

（一）临床诊断

年龄大于 55 岁，长期胆道病史，腹痛症状由间歇性转为持续性,细胞学检查查到癌细胞。细胞学检查的阳性率虽不高，但结合影像学检查方法、免疫学及血清学检查，仍可对半数以上胆囊癌患者做出诊断。胆囊癌患者临床上缺乏特异性表现。多数被误诊为胆囊炎、胆石症。一旦患者出现右上腹痛、右上腹包块或贫血等症状时常常已属晚期。早期大多无症状，中上腹及右上腹疼痛不适、消化不良、胃纳减退、黄疸和体重减轻等是其主要临床表现。由于绝大多数患者均伴有胆囊结石，其疼痛与结石性胆囊炎较为相似，晚期变为持续性钝痛。当出现黄疸伴有恶病质时已属晚期。胆囊阻塞、癌肿转移至肝脏或邻近器官时，上腹部可扪及坚硬肿块。如肿瘤侵犯十二指肠，可见幽门梗阻症状。

B超检查为首选检查方法，但容易受腹壁肥厚，肠管积气的影响，并且不易判定结石充满型及萎缩型胆囊壁情况，内镜超声用高频率探头提高了胆囊癌的检出率，能进一步判定胆囊壁各层结构受肿瘤浸润的程度；**CT扫描**：对早期胆囊癌的诊断不如B超及内镜超声；**MRI**：可检查肿瘤大小、肝脏侵犯程度、是否合并胆管扩张、血管侵犯、腹腔淋巴结转移及远处转移等；**CEA、CA19-9**等：血清学检查可供参考。

（二）西医治疗

胆囊癌的治疗以手术为主，对于TNM分期为Tis、T1a期单纯手术切除，切缘阴性的治愈率可达到85%～100%。但是绝大多数患者在手术时发现癌肿已不可能被切除，或仅能做一些姑息性切除。术后患者可通过辅助放疗、化疗来改善生存质量，但放化疗效果亦有限。进展期胆囊癌常有肝转移、阻塞性黄疸等表现，因无手术指征，解除黄疸、控制肝转移等尤为重要。放化疗、介入治疗、中医药等综合治疗能够有效提高患者生活质量、延长生存期。

1. 化学疗法

术后辅助及中晚期胆囊癌均推荐以氟尿嘧啶为主或吉西他滨为主的辅助化疗。

2. 介入治疗

（1）血管内介入治疗：经动脉灌注化疗或化疗栓塞术（TACE），经 PTCD 黄疸消退后对肿瘤行灌注化疗或 TACE，对缩小瘤体，提高支架远期开通率大有裨益，即双介入治疗，现已广泛应用于临床，尤对于富血供肿瘤，疗效显著，双介入治疗进一步拓展了胆囊癌治疗的内涵，提高了传统介入治疗的疗效，延长了患者生存期。

（2）非血管介入治疗：非血管介入治疗包括胆道内、外引流术和内支架植入术。

①胆道外引流术：当胆道梗阻严重无法疏通时，经 PTC 可放置外引流管以减轻瘀胆，常作为姑息性治疗手段。

②胆道内引流术：内引流恢复了胆汁的生理走行，避免了胆汁流失的弊病，既可保证患者的营养状态和体液、电解质平衡，又可使胆汁进入肠道以助消化，为胆道介入首选。

③胆道支架植入术：胆道内支架自临床应用始开不断发展与改进，在梗阻性黄疸的治疗中优势巨大。

三、裴正学教授思维方法

裴正学教授认为：胆是"中精之腑"，储胆汁，它的功能以通降下行为顺。胆附于肝，肝胆有经脉络属而互为表里。

胆囊癌的病机为肝胆瘀滞，湿热蕴结，病位在胆，涉及肝、胆、脾胃等脏腑。本病的病机演变与正气有关，一般初病多实，久则多虚实夹杂，后期则正虚邪实。正如《素问·六元正纪大论篇》所言："大积大聚，其可犯也，衰其大半而止。"肝气郁结，胆失通降，疏泄不利，证见右胁隐痛、胀痛或闷痛，低热或发热；湿浊内生，郁而化热，熏蒸肝胆，胆汁不循常道，湿热蕴结，证见右上腹部可有持续性胀痛，多向右肩背部放射，右上腹或见包块疼痛，拒按，身目黄染，高热寒战，或往来寒热，口苦咽干，口渴，恶心呕吐，大便秘结，小便短赤。后期脾气虚弱，水湿不化，致痰湿互结，湿热交蒸，瘀毒内阻，逐渐化为症块。胆囊癌早期，机体一般状况较好者多属肝气郁结型；中期胆囊癌，已有不同程度梗阻性黄疸、邻近器官之转移，癌性发烧或感染性发烧可同时存在多属于肝胆湿热型；植物神经功能紊乱、疼痛、电解质紊乱、肝功能中度损伤者属瘀毒内结型；远处器官转移，机体高度衰竭、恶病质者大多属于脾虚湿阻型。裴正学教授的胆胰合症方由花椒、干姜、柴胡、枳实、白芍、甘草、川芎、香附、黄芩、黄连、大黄、元胡、川楝子、乳香、没药、蒲公英、败酱草、丹参、木香、草豆蔻组成，临床临证加减，适合于胆囊癌不同阶段的治疗，且效果显著。

四、中医辨证分型及方药

1. 肝气郁结型

证见：右胁隐痛、胀痛或闷痛，低热或发热，食欲减退，或有恶心呕吐，或目黄、身黄、小便黄赤，舌质淡红或淡暗，苔薄，脉弦细。治宜：疏肝利胆，化痰软坚。

方药：大柴胡汤，柴胡疏肝散加减：柴胡 9g，枳实 9g，厚朴 9g，法半夏 9g，香附 6g，陈皮 6g，白芍 15g，虎杖 15g，川芎 6g，白花蛇舌草 30g，半枝莲 30g。水煎服，一日 1 剂。加减法：胁痛甚者，加制乳香 6g、制没药 6g、元胡 10g、川楝子 30g；气郁化火，口干口苦，溺黄便秘者，加大黄、黄连、黄芩等清泻肝火。

2. 肝胆湿热型

证见：右上腹部可有持续性胀痛，多向右肩背部放射，右上腹或见包块疼痛拒按，身目黄染，高热寒战，或往来寒热，口苦咽干，口渴，恶心呕吐，大便秘结，小便短赤。舌质红，苔黄腻，脉弦滑。治宜：清热利胆，化湿退黄。

方药：茵陈蒿汤加减：茵陈 30g，栀子 9g，大黄 9g（后下）、茯苓 15g，泽泻 15g，虎杖 30g，白术 15g，柴胡 9g，白花蛇舌草 30g，藿香 9g，土茯苓 30g。水煎服，一日 1 剂。加减法：恶心呕吐严重者，加橘皮、竹茹等降逆止呕；心中懊恼，可加黄连、龙胆草；伴有结石者，宜加金钱草、海金沙等利胆排石；小便短少者，加木通、车前草、大腹皮等以清热利尿。

3. 瘀毒内结型

证见：右上腹持续性疼痛，以胀痛或刺痛为主，且有包块，疼痛拒按，或见身目黄染，胸闷纳呆，恶心，乏力大便不畅，舌质暗红，有瘀斑，苔腻，脉弦或沉涩。治宜：清肝利胆，活血化瘀。

方药：龙胆泻肝汤、桃红四物汤加减：龙胆草 9g，茵陈 30g，黄芩 9g，栀子 9g，泽泻 15g，赤芍 15g，当归 15g，丹皮 9g，桃仁 9g，红花 9g，郁金 9g，半枝莲 30g，半边莲 30g。水煎服，一日 1 剂。加减法：胁痛甚者，加制乳香 6g、制没药 6g、元胡 10g、川楝子 30g；腹胀者，加草豆蔻 6g、木香 6g。

4. 脾虚湿阻型

证见：右上腹部隐痛，右上腹包块明显，脘闷腹胀，纳差，面目虚肿，畏寒身冷，乏力气短，自汗，形体羸瘦，舌质淡嫩或淡胖，苔白，脉细弱无力或虚大。治宜：健脾益气，利湿退黄。

方药：参苓白术散、茵陈五苓散加减：党参 15g，茯苓 15g，猪苓 15g，白术 15g，泽泻 15g，白扁豆 15g，薏苡仁 15g，茵陈 30g，桂枝 9g，陈皮 9g。水煎服，一日 1 剂。加减法：便血者，加仙鹤草、蒲黄炭、汉三七等止血之品；便溏者，加苍术、淮山药、石榴皮等健脾止泻；气虚甚者，去党参，改用人参，重用黄芪；伴有发热、口干者，酌加石斛、知母、银花等养阴清热；后背胀痛不适者，加用羌活、独活、防风，重用木香、草豆蔻。

五、裴正学教授胆囊癌用方解析

基础方剂：胆胰合症方由柴胡 10g，枳实 10g，白芍 10g，甘草 6g，川芎 6g，香附 6g，黄芩 10g，黄连 10g，大黄 10g（后下）、元胡 10g，川楝子 10g，乳香 6g，没药 6g，蒲公英 15g，败酱草 15g，丹参 20g，木香 10g，草豆蔻 10g，花椒 10g，干姜 10g 组成，胆胰合症方重在疏肝和胃，活血化瘀，清热解毒。方中柴胡、枳实、白芍、甘草为四逆散透邪解郁，疏肝理脾。四逆散、柴胡疏肝散为治疗胆囊、胰腺系之基础方。川芎活血行气，香附理气止痛。大黄、黄芩、黄连为泻心汤。《血证论》云："方名泻心，实则泻胃，泻心即是泻火，泻火即是止血。"丹参、木香、草豆蔻为小丹参饮，行气止痛；元胡、川楝子、乳香、没药活血化瘀，行气止痛；干姜温阳散寒止痛；蒲公英、败酱草清热解毒。

六、裴正学教授临床案例举例

例 1：患者李某，女，64 岁，2008 年因"右胁下疼痛 3 月，伴胃脘不适，纳差"就诊于兰州大学第二医院，B 超检查示，胆囊见 4.0cm×3.2cm 的占位性病变，生化检验示：ALT 30U/L，AST 55U/L，TBIL 65.3 μmol/L，D-BIL 7.2 μmol/L，IBIL 38.1 μmol/L；诊断：原发性胆囊癌，给予对症支持治疗后，右胁下疼痛无缓解，腹部渐感胀满，出现腹水、黄疸，治疗无效，遂于裴正学教授处就诊。查体：患者形体消瘦，皮肤及巩膜轻度黄染，心肺（－），腹部微膨隆，肝大剑突下 4cm，质硬而欠光滑，腹水征（＋），脾肋下可及，舌淡红，脉弦细。

【西医诊断】胆囊病。

【中医辨证】肝郁脾虚、气滞血瘀、湿热内蕴。

【治宜】疏泄肝胆、行气活血、清热利湿。

【方药】胆胰合症方加味，处方：枳实 10g，甘草 6g，柴胡 10g，白芍 10g，大黄 6g，黄连 6g，黄芩 10g，丹参 20g，木香 10g，草豆蔻 10g，川芎 6g，香附 6g，元胡 10g，川楝子 20g，乳香 6g，没药 6g，干姜 6g，公英 15g，败酱草 15g，三棱 10g，莪术 10g，茵陈 10g，栀子 15g，水煎服，一日 1 剂，平时忌服肉、蛋、奶，清淡饮食，服该方 1 个月后，右胁下胀痛明显减轻，腹胀减轻，黄疸减轻，但仍胃部不适，食欲差，故改用胆胰合症方合香砂六君子汤加减：枳实 10g，甘草 6g，柴胡 10g，白芍 10g，大黄 6g，黄连 6g，黄芩 10g，丹参 20g，木香 10g，草豆蔻 10g，川芎 6g，香附 6g，元胡 10g，川楝子 20g，乳香 6g，没药 6g，干姜 6g，公英 15g，败酱 15g，半夏 6g，陈皮 6g，党参 10g，白术 10g，茯苓 12g，焦三仙各 15g，鸡内金 15g，神曲 10g，服药 3 个月后，黄疸消失，胁下疼痛减轻，食欲增加，诸症好转，遂让患者服用上方，每日 1 剂，清淡饮食，因服之有效，故坚持服用该方 200 余剂，病情逐渐好转。近 4 年来未感任何不适，饮食活动如常人。复查 B 超示：胆囊 2.1cm×1.7cm 实性占位，多考虑胆囊癌，脾脏超声未见明显异常。肝功能化验示：ALT 32U/L，AST 47U/L，TBIL 33.2μmol/L，D-BIL 9.1μmol/L，IBIL 24.1μmol/L，AFP 4ng/ml。肿块较前明显缩小，肝功也有所好转，AFP 降至正常。查体：肝剑下突可触及，余无明显异常。

例 2：患者王某，男，44 岁，2010 年因"渐进性全身黄染 3 周"就诊于甘肃省肿瘤医院，B 超检查示，胆囊见 3.0cm×2.6cm 的占位性病变，生化检验示：ALT 100U/L，AST 78U/L，TBIL 213.3μmol/L，D-BIL 20.2μmol/L，IBIL

156.1 μmol/L；诊断：原发性胆囊癌，给予对症支持治疗后，患者腹部渐感胀满，出现腹水、黄疸加重，遂于裴正学教授处就诊。查体：患者形体消瘦，皮肤及巩膜中度黄染，心肺（−），腹部微膨隆，移动性浊音（＋），舌红，苔黄厚，脉弦数。

【西医诊断】胆囊病。

【中医辨证】湿热内蕴。

【治宜】疏泄肝胆、清热利湿。

【方药】胆胰合症方加味，处方：枳实 10g，甘草 6g，柴胡 10g，白芍 10 g，大黄 6g，黄连 6g，黄芩 10g，丹参 20g，木香 10g，草豆蔻 10g，川芎 6g，香附 6g，元胡 10g，川楝子 20g，乳香 6g，没药 6g，干姜 6g，金银花 15g，连翘 15g，公英 15g，败酱草 15g，羌活 12g，独活 12g，防风 12g，虎杖 15g，茵陈 30g，山栀 15g，水煎服，一日 1 剂，平时忌服肉、蛋、奶，清淡饮食，服该方 15d 后，黄疸减轻，但仍腹胀，故用上方合五皮饮加减：枳实 10g，甘草 6g，柴胡 10g，白芍 10 g，大黄 6g，黄连 6g，黄芩 10g，丹参 20g，木香 10g，草豆蔻 10g，川芎 6g，香附 6g，元胡 10g，川楝子 20g，乳香 6g，没药 6g，干姜 6g，金银花 15g，连翘 15g，公英 15g，败酱草 15g，羌活 12g，独活 12g，防风 12g，虎杖 15g，茵陈 30g，栀子 15g，茯苓皮 12g，大腹皮 15g，猪苓 15g，泽泻 10g，服药 1 个月后，黄疸消失，腹胀减轻，诸症好转，遂让患者服用上方，每日 1 剂，因服之有效，故坚持服用该方 100 余剂，病情逐渐好转。近 2 年来未感任何不适，饮食活动如常人。复查 B 超示：胆囊 1.8cm×1.7cm 实性占位，考虑胆囊癌，脾脏超声未见明显异常。

七、古今各家学说荟萃

《灵枢·胀论》篇中就有"胆胀者，胁下痛胀""肝胀者，胁下满而痛引少腹"。

《伤寒论》太阳病描述"结胸症"的症状，膈内疼痛、拒按、气短、心下部坚硬胀满、身发黄。

《诸病源候论·黄病诸候》："气水饮停滞结聚成癖，因热气相搏，则郁蒸不散，故胁下满痛，而身发黄，名为癖黄。"

周仲英教授认为：胆囊癌基本病机为肝胆湿热瘀毒互结，气阴两伤，治则强调扶正祛邪，祛邪先于扶正，标实急于本虚。祛邪以抗癌、解毒贯穿治疗始终，配伍疏肝利胆、清利湿热、活血化瘀、软坚散结、利水逐饮等治法。扶正以益气养阴为主，佐以健脾益胃、补益肝肾、益气补血等治法，其中顾护脾胃之气尤为重要。

王晞星教授认为：胆系恶性肿瘤，基本病机责之于"肝胆失和、肝郁胆滞、湿热内生、聚而成积"，病变脏腑主要责之于胆、肝、脾，主要治法是"和法"；主要分为四个证型：中气虚损证、少阳枢机不利证、肝胆湿热证及肝脾不和证。治则分别以补益中气、和解少阳、疏肝利胆、调和肝脾为主，兼软坚散结、清利湿热、化痰活血、解毒抗癌以求标本同治。

第十章　胰腺癌

一、解剖生理及病理

胰腺在上腹位置较深，横卧于腹膜后，相当于 1～2 腰椎平面。分头、颈、体、尾四部分，十二指肠曲包绕一头，颈部为头与体的移行部分，胰尾接近脾门。胰液从胰管流入十二指肠，胰管分主胰管和副胰管，绝大多数主胰管与胆总管汇合形成一个共同通道，开口于十二指肠乳头部，乳头内有 Oddi 括约肌，少数的主胰管与胆总管共同开口于十二指肠。胰腺具有外分泌和内分泌两种功能。

癌瘤多发生于胰头部，约占 60%，在胰体和胰尾者，约占 20%，弥漫性的约占 10%，少数部位不明。癌组织绝大多数为腺癌，起源于腺管上皮细胞者，为富于纤维的硬癌；少部分起源于腺泡，为纤维较少之髓样癌，质地较软。后者容易出血坏死，形成囊样空腔。

二、诊断及治疗

（一）临床诊断

本病临床表现以腹痛、黄疸、腹部包块为主要症状。胰腺癌几乎均能引起腹痛，痛在上腹或左上腹，为持续性钝痛或绞痛，有时痛甚剧烈并向左胸腰、肩背部放射，仰卧时疼痛加重，夜间亦加重，站立、屈腰时疼痛减轻。胰头癌疼痛可向右上腹部放射。胰头癌的患者多有黄疸，此种黄疸出现较早，为胰头压迫胆总管所致。晚期胰腺癌可直接侵犯胆系使黄疸更为加重，大约70%的胰腺癌患者出现黄疸。腹部包块可见于上腹部，胰头癌多在右上腹；尾、体癌多在左上腹，包块较深，不移动，有明显压痛。癌瘤压迫胆管形成胆囊肥大，继而肝脏肿大；癌瘤压迫门静脉可出现脾脏肿大、腹水、下肢浮肿。除上述症状外，患者较多见的症状是恶心、呕吐、纳呆、腹部胀满、腹泻或便秘。晚期病人可出现消瘦、贫血、恶病质；一部分病人出现弥漫性血管内凝血。

血清肿瘤标志物

CEA、CA19-9、CA50 对于诊断胰腺癌有重要价值，CA19-9 对胰腺癌诊断准确率达86%；B超：可观察到3厘米以上的癌瘤，当患者有阻塞性黄疸时95%可显示肝内外胆管扩张和胆囊增大；CT：为诊断和评估胰腺肿瘤的常用影像技术；当患者造影剂过敏史可选择 MRI；EUS 为内窥镜技术和超声成像技术相结合，为 CT、MRI 的重要补充；经十二指肠镜逆行胰胆管造影（ERCP）：超声内镜检查及放射性核素扫描对确定胰腺癌有很高的价值 PET/CT 可提供胰腺肿瘤的葡萄糖代谢信息，辅助诊断全面评估胰腺肿瘤。

（二）西医治疗

1. 外科治疗

对于早期可切除胰腺癌，尽量行根治性切除（R0）。随着外科技术水平的提高，采用联合血管切除和重建，使胰腺肿瘤的切除率得以显著提高。

2. 化学疗法

以吉西他滨、5-Fu/ 替吉奥 / 卡培他滨为主的化疗方案。

3. 靶向药物

厄洛替尼、舒尼替尼、依维莫司、尼妥珠单抗、奥拉帕尼等均显示出了良好的疗效。

2. 介入治疗

（1）血管内介入：重点是介入灌注化疗术，可采用动脉插管灌注介入灌注化疗，也可采用化疗药盒植入胰腺癌供血动脉灌注化疗。

（2）非血管介入：

①放射性粒子植入：在 CT/B 超引导下，按照肿瘤内放疗计划系统（TPS）行组织间植入 ^{125}I 粒子治疗胰腺癌，是一种安全、可靠、有效的微创治疗方法，可明显提高患者生存质量及延长生存期，将成为治疗胰腺癌的一种重要手段。

②抗癌剂瘤内注射治疗：瘤内注射治疗是指用不同方法将各种抗癌剂直接注射到实体瘤内，通过化学或物理效应杀灭癌细胞，增强机体免疫能力，减少全身的不良反应，提高

治疗效果。

③物理消融介入治疗：其方法是在 CT 或 B 型超声等设备引导下穿刺胰腺癌肿区，直接应用多级射频或微波固化等技术实现对肿瘤消融，引起肿瘤细胞代谢障碍或凝固坏死，具有微创、安全、有效的特点。HIFU 治疗是一种较为安全、有效和非侵入性治疗胰腺癌的方法。

三、裴正学教授思维方法

裴正学教授认为：本病属中医之"痞气""藏结""阴黄""症积"之类。本病之成乃脾胃禀赋素虚，过食生冷肥甘之品，或反复感受风寒，久则化热，湿热蕴结，日久成毒。湿热相合则发为黄疸；湿热相合则阻滞气机，气机不畅，久则由气滞而致血瘀，气滞血瘀则症积乃生。湿热相合阻滞脾胃气机，脾胃升降失司，脾气不升则泄泻，胃气不降则恶心呕吐。湿重于热则腹满泻痢，热重于湿则发热、便结，苔黄厚腻。湿热相合阻滞气机则腹痛。邪实正衰，日久则身体尪羸，卧床不起。裴正学教授根据病机，结合 50 多年的临床实践，认为胰腺癌多由于湿热内蕴、腑气郁滞、气滞血瘀引发。脾胃禀赋素虚，过食生冷肥甘之品，或反复感受风寒，久则化热，湿热蕴结，日久成毒。湿热相合则发为黄疸、阻滞气机，气机不畅，久则由气滞而致血瘀，气滞血瘀则症积乃生。治疗此病以邪实为主，应以祛除湿热与瘀毒之邪为先。与其他肿瘤一样，其发病离不开正虚，即"正气存内，邪不可干""邪之所凑，其气必虚"（《素问·遗篇·刺法论》）；"积之成者，正气不足，而后邪气踞之"（《外科正宗》）。所以胰腺癌的治疗中还应重视扶正固本、健脾补肾。

四、中医辨证分型及方药

1. 湿热蕴结型

证见：面色晦暗，形体消瘦，上腹疼痛拒按，痛向腰部及两胁放射，上腹可触及块物，全身皮肤黄染，大便干结，小便短赤，脉弦滑数，舌质红，苔黄厚腻。治当清热化湿、散结攻积。

方药：胆胰合症方加味：柴胡 10g，枳实 10g，白芍 10g，炙甘草 6g，川芎 6g，香附 6g，木香 6g，丹参 10g，草豆蔻 6g，大黄 10g，黄芩 10g，黄连 6g，元胡 10g，川楝子 20g，制乳香 6g，制没药 6g，干姜 6g，蒲公英 15g，败酱草 15g，三棱 10g，莪术 10g，白花蛇舌草 15g，半枝莲 15，水煎服，一日 1 剂。

2. 寒湿困脾型

证见：消瘦委顿，上腹隐痛，向两胁及腰部放射，腹部胀满，大便时干时稀，小便清长，脉弦滑沉细，舌质淡，苔白厚腻。治当散寒燥湿。

方药：柴胡疏肝散、香砂六君子汤、丹栀逍遥散加味。方药：柴胡 10g，枳实 10g，白芍 15g，甘草 6g，川芎 6g，香附 6g，丹参 10g，木香 10g，草豆蔻 10g，党参 10g，白术 10g，茯苓 12g，半夏 6g，陈皮 6g，干姜 6g，附片 6g，黄连 3g，白花蛇舌草 20g，半枝莲 20g。水煎服，一日 1 剂。

3. 气血亏虚型

证见：上腹隐痛，腹部胀满，多汗、消瘦、衰弱，患者口干而不思饮，全身困乏，向两胁及腰部放射，大便溏薄，小便清长，脉沉细，舌质淡，苔白。治当益气健脾、温阳除湿。方用兰州方、枳实导滞汤、大建中汤加味。

方药：太子参 15g，北沙参 15g，人参须 15g，党参 15g，麦冬 10g，五味子 3g，桂枝 10g，白芍 15g，生地 12g，山茱萸 6g，山药 10g，丹皮 6g，枳实 10g，大黄 3g，黄连 6g，黄芩 10g，槟榔 10g，厚朴 10g，焦三仙各 10g，干姜 6g，花椒 6g，甘草 6g。水煎服，一日 1 剂。

上述三型之共同用药加减：高热不退加生石膏 60～100g（先煎）；黄疸重加茵陈 10g、栀子 10g、大黄 6g；痛著加制乳香 6g、制没药 6g、元胡 10g、川楝子 20g；舌苔黄厚腻加黄连 6g、黄芩 10g；大便干结加大黄 10g（后下）、芒硝 10g（冲化）；呕吐加生姜 10g、半夏 10g。胆胰合症方（川椒，干姜，柴胡，枳实，白芍，甘草，川芎，香附，黄芩，黄连，大黄，元胡，川楝子，乳香，没药，蒲公英，败酱草，丹参，木香，草豆蔻）、杨氏家藏方（茵陈，栀子，柴胡，白芍，当归，青皮，香附，牡蛎，红花）、柴胡疏肝散、香砂六君子汤、丹栀逍遥散、兰州方、枳实导滞汤、大小建中汤、参苓白术散、胃苓汤、真人养脏汤、附子理中汤、小柴胡汤等是裴正学教授辨证施治惯用方剂，临证加减，适合于胰腺癌不同阶段的治疗，效果明显。

五、裴正学教授胰腺癌用方解析

基础方：胆胰合症方：花椒 10g，干姜 6g，柴胡 10g，枳实 10g，白芍 10g，甘草 6，川芎 6g，香附 6g，黄芩 10g，黄连 6g，大黄 6g，元胡 10g，川楝子 10g，乳香 6g，没药 6g，蒲公英 15g，败酱草 15g，丹参 10g，木香 6g，草豆蔻 10g（后下）。该方以疏肝和胃（脾）、清热化湿为基础，方用柴胡疏肝散疏肝解郁、行气止痛；三黄泻心汤泻火解毒、清热燥湿；小丹参饮和胃降逆；元胡、川楝子、乳香、没药活血散结止痛；蒲公英、败酱草清热利湿，辅助三黄燥湿和胃之功；干姜温中散寒、健脾止泻。上述组方是裴正学教授在临床上根据胆囊、胰腺、十二指肠的特殊生理结构自创而成，此方加减运用治疗胰腺癌疗效突出。临床合并黄疸者用茵陈、栀子、金钱草、虎杖；腹水者用大腹皮、葫芦皮、车前子；胃脘不适、恶心呕吐者用香砂六君子汤、半夏泻心汤；睡眠不佳者用裴氏酸枣仁汤；合并感染者用清热解毒药白花蛇舌草、半枝莲、龙葵等；腹痛及腰背部疼痛甚者，用三棱、莪术、海藻、昆布、汉三七、水蛭以增强活血化瘀散结止痛之功；如若合并肠梗阻则用乌苓郁云方，合并心慌、心悸、胸闷等不适症状时用冠心Ⅱ号、定心丸。裴正学教授强调治疗肿瘤扶正固本是大法，胰腺癌的治疗亦是如此。后期以扶正固本为主，多以兰州方为基础加减治疗。

六、裴正学教授临床病案举例

例1：郭某，男，68岁。2011年3月10日初诊。主诉：上腹部、腰背部疼痛1月余，现病史：患者1月前无明显诱因出现上腹部、腰背部疼痛，伴胃脘饱胀，纳差、乏力，时有恶心呕吐，大便干结、舌质红，苔黄腻、脉滑数。辅助检查：CT示检查：胰腺占位，后腹膜淋巴结肿大。CA125：724.7U/mL，CA199：>1000U/mL。

【西医诊断】胰腺癌。

【中医诊断】症积。证属：湿热蕴结。

【治以】清热化湿、散结攻积。

【方药】胆胰合症方加味，处方如下：枳实10g，甘草6g，柴胡10g，白芍10 g，大黄6g，黄连6g，黄芩10g，丹参20g，木香10g，草豆蔻10g，川芎6g，香附6g，元胡10g，川楝子20g，乳香6g，没药6g，干姜6g，公英15g，败酱草15g，三棱10g，莪术10g，海藻10g，昆布10g。水煎服，一日1剂。服上方1月，疼痛减轻，体力食欲渐增，黄腻苔转薄白，对原方微调之，去三棱、莪术、海藻、昆布，加党参10g，白术10g，茯苓12g。此后病人症状逐步缓解，疼痛减轻，纳差好转。后因患者身体仍然虚弱，用健脾和胃、益气养血法，方用兰州方加减：党参15g，人参须15g，太子参15g，北沙参15g，生地12g，山药10g，山茱萸30g，桂枝10g，白芍10g，生姜6g，甘草6g，大枣4枚、浮小麦30g，麦冬10g，五味子3g，补骨脂20g，鸡血藤20g，黄芪30g，丹参30g，苦参 20g，枳实 10g，柴胡 10g，大黄 6g，黄连 6g，黄芩 10g，疗效显著，身体状况好转，精神恢复，一直忌服肉、蛋、奶。

例 2：周某，男，72 岁。2010 年 3 月 10 日初诊。主诉：上腹部隐痛、便溏半月余，现病史：患者半月前无明显诱因出现上腹部隐痛，便溏（10 余次/日），腹部胀满，多汗、消瘦、衰弱，不思饮，全身困乏，小便清长，脉沉细，舌质淡，苔白。辅助检查：CT 示检查：胰头占位，腹膜淋巴结肿大。CA199：>1000U/mL。

【西医诊断】胰腺癌。

【中医诊断】症积。证属：脾气不足。

【治则】益气健脾、温阳除湿。

【方药】参苓白术散、枳实导滞汤、附子理中汤加味。方药：党参 15g，茯苓 12g，白术 10g，扁豆 10g，陈皮 6g，薏苡仁 30g，砂仁 6g，山药 10g，丹皮 6g，枳实 10g，大黄 3g，黄连 6g，黄芩 10g，槟榔 10g，厚朴 10g，焦三仙各 10g，附子 6g，干姜 6g，花椒 6g，甘草 6g。水煎服，一日 1 剂。服上方 7d，疼痛减轻，便溏好转，体力食欲渐增，继续服用上药 7d 后病人症状逐步缓解，疼痛减轻，纳差好转、无便溏。

三诊因患者身体仍然虚弱，用健脾和胃、益气养血法，方用兰州方核心、参苓白术散、胆胰合症方核心加减：党参 15g，人参须 15g，太子参 15g，北沙参 15g，生地 12g，山药 10g，山茱萸 30g，茯苓 12g，白术 10g，扁豆 10g，陈皮 6g，薏苡仁 30g，砂仁 6g（后下），山药 10g，枳实 10g，甘草 6g，柴胡 10g，白芍 10g，大黄 6g，黄连 6g，黄芩 10g，疗效显著，身体状况好转，精神恢复，一直忌服肉、蛋、奶。1年后患者因心脏病病故。

七、古今各家学说荟萃

《素问·平人气象论》："寸口脉沉而横，曰胁下有积，腹中有横积痛

《难经·五十六难》："脾之积，名曰痞气，在胃脘，覆大如盘，久不愈，令人四肢不收，发黄疸，饮食不为肌肤。"

《伤寒论·太阳脉证》："病胁下素有痞，连在脐旁，痛引少腹，入阴筋者，此名藏结，死。"

《金匮要略·黄疸病脉证》："黄家，日晡所发热，而反恶寒，此为女劳得之；膀胱急，少腹满，身尽黄，额上黑，足下热，因作黑疸，其腹胀如水状，大便必黑，时溏，此女劳之病，非水也，腹满者难治，用硝矾散主之。"

《诸病源侯论·黄疸诸侯》："气水饮停滞，结聚成癖，因热气相搏，则郁蒸不散，故胁下满痛、而身发黄，名曰癖黄。"

《外台秘要·卷十二》："心腹积聚，久症癖，块大如罘椀，黄疸，宿食朝起呕变，支满上气，时时腹胀，心下坚结，上来抢心，傍攻两胁，彻背连胸，痛有常处，绕脐绞痛，状如虫咬。"

周岱翰教授认为：胰腺癌分初中晚三期辨治，分先后缓急，辨证初起特点为腑实、瘀结、湿热，中、晚期则迅速出现衰竭及恶病质，临床可依据病变的先后缓急而兼顾治疗。

于尔辛教授：辨胰腺癌之胰头、体尾之异，辨证治疗，

认为晚期胰腺癌可单独用中药治疗，胰头癌的阻塞性黄疸，初期辨证常为湿热，佐以消导软坚。黄疸日久，则常呈寒湿之象，治拟温化寒湿，佐以软坚消导。胰体尾癌以上腹肿块为主者，治拟理气软坚，佐以化湿祛瘀。

第十一章　结直肠癌

一、解剖生理及病理

成人大肠全长约 1.5m，包括盲肠、阑尾、升结肠、横结肠、降结肠、乙状结肠、直肠和肛管。结肠临床上可分为左右两半，右半结肠包括盲肠、升结肠和横结肠右 2/3；左半结肠包括横结肠左 1/3、降结肠和乙状结肠。右半结肠由肠系膜上动脉供应，分出回结肠动脉、右结肠动脉和中结肠动脉；左半结肠由肠系膜下动脉供应，分出左结肠动脉和二或三支乙状结肠动脉;右半结肠的主要生理功能是吸收水分、葡萄糖、无机盐和部分胆汁酸，左半结肠主要是储存和排泄粪便。直肠上端与乙状结肠相连，起自第三骶椎平面，下端在齿状线处与肛管相连，长为 12～15cm;直肠肛管血液由直肠上动脉、直肠下动脉、肛管动脉和骶正中动脉供应；主要生理功能是排便，直肠能分泌黏液以助粪便排出，直肠也能吸收少量水、盐、葡萄糖和一部分药物。

大肠癌发生部位约半数以上位于直肠，1/5 位于乙状结肠，其次依次为盲肠、升结肠、降结肠、横结肠。但近年国内外资料均显示右半结肠癌发病率有增高，而直肠癌发病率下降，有人认为左右半大肠癌二者在发生学和生物学特征上有所不同。病理形态分早期大肠癌和进展期大肠癌，前者是指癌瘤局限于大肠黏膜及黏膜下层。后者指肿瘤已侵入固有肌层。进展期大肠癌病理大体分为肿块型、浸润型和溃疡型。肿块形体大质软，形为菜花，易溃烂、出血，多发生于较上段的结肠部位；浸润型瘤体不大，因纤维组织较多，故质地较硬，易形成梗阻、狭窄，好发于结肠下段、乙状结肠、直肠；溃疡型体积较小，早期即有溃疡、坏死，易形成穿孔、出血，亦好发于结肠下段。大肠癌绝大多数为腺癌，少数为黏液癌和未分化癌，大肠癌转移和一般癌瘤一样，也是直接转移、淋巴转移、血行转移三个途径。直接转移到邻近器官，如膀胱、子宫、盆腔、腹膜；淋巴转移至盆腔淋巴结、肠系膜淋巴结、腹股沟淋巴结、锁骨上淋巴结；血行转移至肝、肺、骨、脑、肾、肾上腺等。

二、诊断及治疗

（一）临床诊断

1. 排便习惯与粪便性状改变

最早出现的表现是血便，或有痢疾样脓血便伴里急后重。有时表现为顽固性便秘，大便形状变细。也可表现为腹泻与糊状大便，或腹泻与便秘交替，粪质无明显黏液脓血，多见于右侧大肠癌。

2.腹痛

也是早期症状，多见于右侧大肠癌。表现为右腹钝痛或同时涉及右上腹、中上腹。因病变可使胃、结肠反射加强，出现餐后腹痛。

3.腹部肿块

肿瘤长到一定程度，腹部可扪及肿块，常以右半结肠为多见。

4.肠梗阻

为肿瘤晚期表现，左半结肠梗阻多常见。

5.晚期恶病质表现

晚期局部浸润可出现骶部疼痛，肝转移可出现肝大、黄疸、腹水，肺转移可出现咳嗽、气短、血痰，骨转移引起骨痛，脑转移引起恶心、呕吐、头晕。全身情况有贫血、低热，多见于右侧大肠癌。晚期患者还有进行性消瘦、贫血、恶病质、腹水等。

肠镜检查

80%结直肠癌位于肛门25cm以内，应用乙状结肠镜可观察病变；距肛缘25cm以上可用结肠镜，同时可行病理检查，除此之外，尚可刷取细胞涂片，行脱落细胞检查，对微小病灶的检出极有意义；钡灌肠X线检查：对乙状结肠中段以上的癌瘤是必要的检查方法，可发现肿瘤部位的充盈缺损、黏膜破坏、肠壁僵硬、肠腔狭窄等改变；B超：对1cm以上的转移灶可经B超发现，超声造影对肝内转移灶的鉴别诊断有一定价值；CT、MRI：二者难以鉴别良性与恶性，优势在于显示临近组织受累情况、淋巴结或远处脏器有无转移；PET-CT：能检出直肠癌的原发灶，灵敏高，全身显像的优势在于能同时检出转移灶，全面了解病变的累计范围，进行临床分期；肿瘤标志物：CA199、CEA 不能作为早期诊断，二者联合检测的敏感性高于单项，可以监测预后，判断病情情况。

（二）西医治疗

1. 手术治疗

Ⅰ、Ⅱ、Ⅲ和部分Ⅳ期患者应做彻底的根治性手术；部分Ⅳ期应争取姑息性手术，无法手术切除的应考虑做肠吻合或肠造瘘手术。无梗阻或仅有轻度不完全梗阻者，可做一期切除手术；明显梗阻或病情不允许做一期切除手术时，可考虑分期手术。

2. 化学治疗

常用化疗方案可选择 5-FU、卡培他滨、奥沙利铂、伊立替康等组成的方案。

3. 分子靶向药物

VEGF/EGFR、多激素酶抑制剂：西妥昔单抗、帕尼单抗、贝伐珠单抗、瑞戈非尼、呋喹替尼等。

4. 免疫治疗

2017 年 FDA 批准帕博丽珠单抗、纳武单抗用于结直肠癌的治疗。

5. 放射治疗

主要用于直肠癌，术前放疗可提高手术切除率，术后放疗用于手术未达根治或局部复发者。

6. 介入治疗

目前最常用为射频和微波消融技术，血管内化疗药物灌注或栓塞治疗亦是常用方法之一。

三、裴正学教授思维方法

裴正学教授认为中医所谓之"肠覃""肠风""脏毒""息肉""肠澼"等病的临床表现与本病较为相似。中医认为寒气客于肠间，与卫气相持，则阴阳格拒而"息肉"生。阳盛则热，阴盛则寒，阳盛可迫血妄行而下血；寒盛则气不统血亦下血。因肺与大肠相表里，肺主皮毛，皮毛易受于风，风自皮毛入肺，直下大肠，是故风火相煽乃下血更著，历代医家称此为"肠风下血"，亦称此病为"肠风"。肠风可从阳化热，亦可从阴而化寒，后者慢而缓，前者速且急，若火聚而为毒，则称"脏毒"，"脏毒"之为病，下血多浊，肛肠肿硬，下血乃痛连少腹。大肠癌是一种全身性疾病，由于各种致病因素的作用，使得机体阴阳失调，脏腑经络气血功能障碍，以湿邪、热毒、瘀血因素的作用，使得机体阴阳失调，脏腑经络气血功能障碍，以湿邪、热毒、瘀血为标，脾虚、肾亏、正气不足为本，由虚而致积、因积而益虚，久则积渐大而体更虚，二者互为因果；初期大肠癌病变为腑实、气滞、瘀结、湿热，晚期则以脾肾气血亏虚为主，迅速出现衰竭及恶病质，需益气养血，健脾理气，调理气血；化疗期间，由于化疗药物损伤脾胃，导致或加重脾虚或湿浊内困，蕴而化热，因此要注重健脾疏肝、理气化湿；晚期肠癌多为正气亏虚、邪毒亢盛之表现，肿瘤增大侵犯周围组织和脏腑，或转移扩散。使机体出现阴阳失调，脏腑功能低下，造成正气衰败，致使免疫功能低下，而免疫功能又与患者预后关系密切，故对于晚期大肠癌患者多采用攻补兼施或补益为主的治疗方法，从而预防肿瘤的复发转移，改善患者生存质量，延长生存期。

四、中医辨证分型及方药

1. 肠风虚寒型

证见：患者颜面萎黄，食欲不振，体乏无力，大便下血，少腹时有隐痛，大便时干时稀，次数时多时少。脉沉细，舌质胖淡，苔薄白。治当健脾益气、温中止血，方用香砂六君子汤、黄土汤、附子理中汤加味。

方药：党参10g，白术10g，茯苓12g，甘草6g，干姜6g，附片6g，黄连3g，黄芩10g，黄柏10g，白术10g，阿胶10g（烊化）、虎杖10g，蒲公英20g，生薏苡仁25g，红枣4枚、木香10g。水煎服，一日1剂。适应早期大肠癌患者。加减法：伴恶心呕吐者加生赭石30g（先煎）；伴明显腹痛者加元胡10g、川楝子10g。

2. 肠风夹热型

证见：消瘦，衰竭，贫血，乏力，发热身困，脐周及少腹阵阵作痛，大便每日3～4次，里急后重，黏液血便或下血，排便不畅，舌质红，苔黄腻，脉滑数而无力。治当清热燥湿、行气止痛，方用芍药汤、佛平汤、黄连泻心汤加味。

方药：当归10g，苍术9g，枳壳10g，黄芩10g，黄连

6g，厚朴 10g，槟榔 10g，生黄芪 30g，木香 6g，川芎 6g，生薏苡仁 30g，陈皮 10g，防风 12g，甘草 6g。水煎服，一日 1剂，加减法：纳呆加焦三仙各 9g；腹痛者加元胡 10g、川楝子 10g；乏力甚者加太子参 30g。

3. 脏毒积聚型

证见：腹满肛门重坠，腹部可触及明显的包块，患者已呈恶病质，行动困难，腹痛腹泻，黏液血便或便血，一部分患者腹胀难忍，有肠梗阻表现；一部分患者高热不退；一部分患者全身淋巴结肿大，肝大，舌红苔黄腻，脉滑数中空。治当清热泻火、解毒逐瘀。

方药：二白饮加味，白花蛇舌草汤、抗癌五味消毒饮、小承气加味亦可用之。黄土汤、槐花散对出血者辨证用之。方药：白花蛇舌草 30g，半枝莲 30g，草河车 15g，冬瓜子 15g，槐花 15g，山慈菇 15g，白术 20g，莪术 10g，女贞子 15g，旱莲草 15g，生薏苡仁 60g，丹参 15g，蒲公英 15g，败酱草 15g，紫花地丁 15g，乌药 10g，水蛭 3g（冲服）。水煎服，一日 1 剂。此型患者已属大肠癌晚期，大多合并远端脏器及淋巴结转移。

五、裴正学教授肠癌用方解析

裴氏健脾益肠汤：该方由黄芪 30g，炒白术 15g，炒苍术 10g，厚朴 10g，陈皮 6g，防风 10g，当归 10g，白芍 10g，木香 6g，枳实 10g，槟榔 10g，生薏苡仁 30g，甘草 10g，组成。方中黄芪、炒白术健脾益气，炒苍术、厚朴、陈皮运脾化湿，生薏苡仁、祛湿排脓，防风祛风胜湿，当归、白芍、木香、枳实、槟榔调气和血，甘草健脾益气、调和诸药，全方以四物汤、平胃散为基础加减化裁而成，共奏健脾益气、理气化湿、活血行气之功，具有补而不滞、温而不燥的特点。若热毒炽盛，合用裴氏抗癌五味消毒饮（白花蛇舌草，半枝莲，草河车，夏枯草，蚤休）；若腹痛，肛门肿块属湿热蕴结，痰瘀互结者合用二白饮（生薏苡仁，半枝莲，冬瓜子，白术，白花蛇舌草，女贞子，旱莲草，槐花，山慈菇，丹参，水蛭，莪术，防风）；脾肾两虚，合用兰州方（人参须 15g，太子参 15g，北沙参 15g，潞党参 15g，生地黄 10g，山药 10g，山茱萸 35g，麦门冬 10g，五味子 6g，桂枝 10g，白芍 10g，生姜 6g，大枣 3 枚，甘草 6g，浮小麦 30g）。

六、裴正学教授临床病案举例

例 1：患者，王某，男，66 岁，2011 年 12 月 12 日初诊。主诉：结肠癌术后 1 年余，发热、排便不畅 1 月。现病史：患者于 1 年前因腹胀、排便困难，行相关检查，考虑结肠癌，并行手术治疗，术后化疗 4 周期，病情平稳。近 1 月患者出现发热，排便不畅，里急后重，黏液血便，体乏无力，纳呆，不寐，舌质红，苔黄腻，脉滑数。辅助检查：2010 年 10 月 9 日甘肃省人民医院术后病理示：中 – 低分化腺癌。

【西医诊断】结肠癌。

【中医诊断】肠积。证属：肠风夹热型。

【治宜】清热燥湿、行气止痛。

【方药】佛平汤加味，芍药汤、黄连泻心汤亦可加味，处方：当归 10g，苍术 9g，枳壳 10g，黄芩 10g，黄连 6g，厚朴 10g，槟榔 10g，生石膏 15g（先煎），佛手 10g，川芎 6g，杏仁 10g，生薏苡仁 30g，陈皮 10g，黄芪 30g，防风 12g，甘草 6g。水煎服，一日 1 剂。服药 5 剂后，患者排便不畅，里急后重，黏液血便明显好转，仍体乏无力，纳呆，不寐舌质红，苔薄白，尺脉弱。上方取苍术，加六君子汤。水煎服，一日 1 剂。服药 15 剂后患者诸症趋好，去六君子汤，加苍术、抗癌五味消毒饮：白花蛇舌草 15g，半枝莲 15g，草河车 15g，虎杖 15g，蚤休 15g，蒲公英 15g，败酱草 15g。上方大 10 倍研末，过箩，炼蜜为丸 1 丸 / 次，2 次 / 日，5 月后病情仍平稳，生活自理。

按语：裴正学教授谓："有一份肿瘤，就有一份感染，发热也由此而至。"此观点与现代肿瘤炎症学说不谋而合。由"肺与大肠相表里"论治：对于正气不虚，邪气较盛的发热者，麻杏石甘汤加大石膏用量之 30g；对于正虚邪盛的发热者，攻补兼施，惯用佛平汤或六君子汤、抗癌五味消毒饮（白花蛇舌草，半枝莲，草河车，虎杖，蚤休）合用，经、时、验方结合，每能获效。

例 2：患者，唐某，女，82 岁，2012 年 6 月 8 日初诊住院，主诉：确诊直肠癌 1 月余。现病史：患者于 1 月前因腹胀、便血，行相关检查，考虑结肠癌，因患者年事已高，家属放弃手术、化疗。现发热，呃逆，下腹部可触及明显的包块，腹胀难忍，腹痛，便血；腹股沟淋巴结肿大，舌红苔黄腻，脉滑数。辅助检查：2012 年 6 月 2 日甘肃省肿瘤医院淋巴结活检病理示：

低分化腺癌。

【西医诊断】直肠癌。

【中医诊断】肠积。证属：脏毒积聚型。

【治宜】清热泻火、解毒逐瘀。

【方药】二白饮、抗癌五味消毒饮加味，处方：白花蛇舌草30g，半枝莲30g，草河车15g，冬瓜子15g，槐花15g，山慈菇15g，白术20g，莪术10g，女贞子15g，旱莲草15g，生薏苡仁60g，丹参15g，蒲公英15g，败酱草15g，紫花地丁15g，乌药10g。灶心黄土水煎经胃管注入，一日1剂。依病情注入上药2～4h后，使用胃管将胃内容物引出，并冲洗胃后用大承气汤、黄土汤加味水煎取汁，药液清液上经胃管缓慢滴入，下经肛门输液式缓慢滴入，双管齐下。用药3剂后，发热无，呃逆，腹胀难忍，腹痛，便血减轻；继用5剂，呃逆，腹胀难忍，腹痛，便血明显减轻，上方取抗癌五味消毒饮、二白饮、小承气、乌川合剂，三方合方治之：白花蛇舌草300g，半枝莲300g，草河车150g，冬瓜子150g，槐花150g，山慈菇150g，白术200g，莪术100g，女贞子150g，旱莲草150g，生薏苡仁600g，丹参150g，水蛭30g，乌药100g，川楝子200g，郁金60g，肉苁蓉150g，元胡200g，大腹皮150g，姜黄100g，木香60g，檀香60g，沉香60g，大黄60g，枳实100g，厚朴100g，当归100g。大10倍研末，过箩，口服，3次/日，9克/次，温开水冲服，3月后家属诉患者下腹部包块、腹股沟淋巴结有所变小，无腹胀、便血，偶有腹痛，生活尚可自理。

按语：在大肠癌的病程中，肠梗阻是常见的并发症。对于不完全性梗阻裴正学教授常以大承气汤为基础方，辨证施治，加减应用乌川合剂（乌药，川楝子，郁金，肉苁蓉，元胡，大腹皮，姜黄，木香，檀香，沉香，大黄，枳实，厚朴，当归）以通腑降逆。对完全性梗阻，必须使用胃管将胃内容物引出，并冲洗胃后用大承气汤为基础方，辨证施治，药液从上可经胃管缓慢滴入药汁，下经肛门输液式缓慢滴入药汁，双管齐下，必要时留置胃肠管胃肠减压。特别要注意的是溃疡性肿瘤慎用。

七、古今各家学说荟萃

《灵枢·水胀第五十七》："肠覃何如？岐伯曰：寒气客于肠外，与卫气相搏，气不得荣，因有所系，癖而内著，恶气乃起，瘜肉乃生。其始生也，大如鸡卵，稍以益大，至其成，如怀子之状，久者离岁，按之则坚，推之则移，月事以时下，此其候也。"

《素问·通评虚实论》："帝曰：肠澼便血何如？岐伯曰：身热则死，寒则生。帝曰：肠澼下脓血何如？岐伯曰：脉悬绝则死，滑大则曰生。帝曰：肠澼之属，身不热，脉不悬绝何如？岐伯曰：滑大者生，悬涩者曰死，以脏期之。"

《外科正宗·脏毒论》："蕴毒结于脏腑，火热流注肛门，结而为肿，其患痛连小腹，肛门坠重，二便乖违，或泻或秘，肛门内蚀，串烂经络，污水流通大孔，无奈饮食不餐，作渴之甚，凡犯此未得见其生。"

《血证论·便血》："肠风者，肛门不肿痛，而但下血耳。脏毒下血多浊，肠风下血多清。"

《景岳全书·外科钤》："凡肠风者，邪气外入，随感随见；脏毒者，蕴积毒久而始见。又云，人唯坐卧风湿，醉饱房劳，生冷停寒，酒面积热，以致营血失道，渗入大肠，此肠风脏毒之所作也。挟热下血者，清而色鲜，挟冷下血者，浊而色暗。清则为肠风，浊则为脏毒，先便而后血者，其来远也；先血而后便者，其来近也。"

钱伯文认为："大肠为六腑之一，司传导之职。"肠道恶性肿瘤有碍腑道的通畅，阻碍气血水汽的运行。根据"六腑以通为用""泻而不藏原理"指出：欲消除肠道肿块，通下腑中污浊。通过各种通下法，达到邪去腑通，肠道的功能才有可能恢复。

刘嘉湘认为：大肠癌治疗扶正培本治其本；清肠消肿治其标，审因论治，巧用下、举、敛三法。

雷永仲指出："治疗大肠癌术后放疗后应重在健脾补肾、滋阴、关键是除邪务尽。"

第十二章 肾癌

一、解剖生理及病理

肾是实质性脏器，为腹膜后器官，左右各一，形似蚕豆，表面光滑，质柔软，新鲜时呈红褐色。肾分内外两缘，前后两面及上下两端。肾内侧缘中部四边形的凹陷为肾门，是肾的血管、神经、淋巴管及肾盂出入之门户。由肾门伸入肾实质的凹陷为肾窦，由肾血管、肾小盏、肾大盏、肾盂及脂肪所占据。肾门是肾窦的开口，肾窦是肾门的延续。肾的前面凸向前外侧，后面紧贴腹后壁，上端宽而薄，下端窄而厚。成年人肾脏长约10cm，宽约5cm，厚约4cm，120g～150g重。肾脏是泌尿系统最重要的脏器，其主要功能包括：将体内的代谢产物和进入体内的异物排泄出去；调节体内水与电解质的平衡；调节体内的酸碱平衡；产生促红细胞生成素、肾素、前列腺素、前列环醇、前列环素、1，25-双羟维生素 D3 等多种活性物质。肾的这些功能对于维持机体内环境的稳态起重要作用。肾生成尿液的过程受神经、体液及肾自身的调节。

病理：①肾癌特性：常为单侧单个病灶，约2% 为双侧或多病灶，左右侧的发病机会均等。肿瘤无组织学包膜，但有被压迫的肾实质和纤维组织形成的假性包膜。伴有出血、坏死、纤维化斑块，出血、坏死可形成囊性。肿瘤可有钙化灶呈点状或斑块排列。青少年患者肾癌的钙化灶多于老年患者。②肾癌组织和细胞分类：肾癌组织和细胞均呈多样性，大体标本可为实性片状、小梁状、乳头状、蜂窝状、腺管状。比较典型的肾癌细胞是透明细胞，为多边形、立方形或柱状，细胞直径为 10 ~ 40 μm。由于胞浆含有糖原和脂质，HE 染色胞浆透明或空泡。胞浆所含脂质主要为磷酸酯和中性脂质，Hale 胶体铁染色电镜观察，可见灶性微绒毛发育和胞浆内小泡形成。核小而规则，少数有丝分裂。肾癌为颗粒细胞者，其胞浆为玻璃状，均匀，细胞和核大小不一，分裂象多见。肾癌大多数为透明细胞，亦可同时有颗粒细胞，有的肾癌为梭形细胞，难与纤维肉瘤区别。肾癌的瘤体内透明细胞、颗粒细胞或梭形细胞可单独或复合存在。③肾癌病理分级：Fuhrman 等（1982）提出的肾癌形态分级系统，已为世界上多数学者接受并采用。依据细胞核的形态和大小进行分级具有标准明确，易于掌握的优点。当同一个肿瘤中不同分级的区域或同一区域中有不同级的细胞时，以癌细胞的最高级为病理诊断的最终分级。如多数细胞为 G2，少数细胞为 G3 的肿瘤应定为 G3。

二、诊断及治疗

（一）临床诊断

早期约半数病人无临床症状或体征，体检时由 B 超或 CT 偶然发现，称之为偶发肾癌或无症状肾癌。血尿、疼痛和肿块是肾癌的主要症状，出现上述任何一项症状，即应考虑肾癌的可能。其症状表现亦呈多样性：

1. 局部肿瘤引起的症状

血尿是肾癌常见的症状，可引起肾绞痛；腰痛常表现为持续性钝痛；肿块多位于上腹部肋弓下，可随呼吸上下移动。肿块固定，表明已经侵犯肾脏周围组织器官结构。

2. 全身毒性症状

发热、肝功能异常、贫血、高血压、高钙血症等。其中发热与癌组织的致热源有关；高血压的发生与肿瘤侵犯肾动脉、肾动静脉瘘、肿瘤压迫肾血管有关；肝功能异常并非肿瘤转移到肝脏引起，将其称为 Saufer 综合征。

3. 内分泌紊乱症状

正常肾可以分泌多种激素，肾癌患者可继发红细胞增多症。高钙血症与骨转移及肿瘤产生的甲状腺样物质关系密切。肿瘤本身产生肾素。肾癌患者亦可并发促性腺激素增高，表现为男性乳腺增大及性欲减退，女性多毛及闭经等。

B 超检查

超声检查发现肾脏肿瘤的敏感性高，且简便易行，可显示肾实质内边界回声不整齐，内部回声杂乱不等、高低不均的实性肿块。CT检查：CT检查可显示直径1cm以上的肾实质肿块，对肾脏的占位性病变，即囊性和实性占位的鉴别有重要价值，准确率达93%。MRI检查：可显示肾静脉或下腔静脉受累、周围器官受侵犯及与良性肿瘤或囊性占位鉴别等，肾癌MRI的典型表现为圆形、椭圆形或不规则形的肿块，并可见流空的瘤内血管影。PET-CT：主要用于肾癌的诊断，同时在发现远处转移方面具有优越性。

（二）西医治疗

肾癌的治疗可有外科治疗、免疫治疗、放疗、化疗、介入治疗等，手术切除为基本治疗方法。对于不可手术切除的复发转移性肾癌，可分为透明细胞为主和非透明细胞为主。其对化疗不敏感，高剂量IL-2、干扰素及分子靶向药物为重要的治疗手段；介入治疗对于具有多血管的肾癌，选择性肾动脉化疗、栓塞术，使肿瘤与正常组织之间形成分界，不仅有利于外科手术分离，减少术中出血，而且使肿瘤明显缩小，提高生活质量、延长生存期。

1. 生物治疗

IL-2、TNFa-2a可作为晚期肾癌的一线用药，然其耐受性差，副作用大，现应用较少。

2. 分子靶向及免疫治疗

舒尼替尼、索拉非尼、培唑帕尼、替西罗莫司、阿昔替尼、依维莫司、卡博替尼、仑伐替尼可作为晚期肾癌的一二线用药；纳武单抗、帕博丽珠单抗联合抗血管生成药物客观反应率可提高50%，总生存时间有待观察。

3. 介入治疗

对具有多血管的肾癌，选择性肾动脉化疗、栓塞术。

4. 放射治疗

肾癌对常规放疗不敏感，仅用于止痛，采用SBRT技术对原发灶和转移灶均有很好的局部控制率。

三、裴正学教授思维方法

裴正学教授认为：肾有阴阳，为水火之脏。本病之初尿血不止，肾阴虚损。病久失治，病情进一步发展，阴损及阳，则肾阳亦衰。而后阴阳俱损，又有湿毒瘀积之邪实，治疗困难，终属败证。中医认为主要是肾气精血不足，湿热、瘀毒蕴结所致。病理特点为本虚标实。本虚由于饮食失调，脾失健运，久病及肾；或房劳太过、损伤肾气；或年老体弱，肾气衰退，导致肾气不足、脾肾两伤、水湿不化、湿毒内生、积于腰府。标实由于起居不慎，身形受寒，寒邪外侵入里；或外受湿热邪毒，入里蓄积，下注膀胱，烁灼经络。内外合邪，结于腰府，久致气滞血瘀，凝聚成积，出现腰腹部肿块固定质硬。腰府瘀血凝结，气机阻滞，不通则痛，表现腰部甚或背部疼痛。湿热毒邪郁久，灼伤血络或久病脾虚不摄，血溢脉外，出现溺血反复不止。脾肾两伤，精血亏耗，肌肤失养，表现面色苍白晦暗，形体逐渐消瘦。瘀血阻滞，气血壅滞或阴血不足，无以敛阳而致发热起伏。本病病机为肾气不足，水湿不化，湿毒内生;或外受六淫之邪，寒凝湿蕴，化热蓄毒，内外合邪，气滞血瘀阻滞水道。病位在腰府，与肾、脾、膀胱密切相关。

四、中医辨证分型及方药

1. 湿热蕴结

证见：精神委顿，身体沉重，周身困乏，时有低热，腰部或腹部肿块日渐增大，腰痛明显，伴坠胀不适，小便短赤或血尿不止，口渴，纳少，恶心，舌苔白腻或黄腻，舌质红，脉滑数或濡数。宜清热利湿。

方药：八正散加减：萹蓄 30g，瞿麦 15g，滑石 15g（包煎）、甘草梢 6g，车前子 15g（包煎）、黄柏 10g，半枝莲 30g，白英 30g，马鞭草 30g，土茯苓 30g，生地 15g。水煎服，一日 1 剂。加减：湿盛困脾，纳呆食少者，加四君子汤；下焦有热，血尿不止者，加阿发煎麦汤（阿胶、血余炭、麦冬、山栀子、丹参、丹皮），龙胆泻肝汤亦可辨证用之，可起到清湿热、除血尿的作用；腹部肿块胀痛者，加紫龙汤（紫草、龙胆草、夏枯草、马钱子、瓜蒌、桃仁、党参、玄参、山茱萸、山慈菇、山豆根）、川楝子、元胡、制乳香、制没药。

2. 瘀血内阻

证见：面色晦暗，腰部或腹部肿块日渐增大，肿块固定，伴腹腰部疼痛加剧，发热，口渴，食欲不振，舌苔薄白，舌质紫暗或有瘀点、瘀斑，脉细涩。宜：活血祛瘀，理气消结，

方药：益肾汤（出自中医研究所）加减：当归 10g，川芎 6g，益母草 30g，丹参 20g，桃仁 9g，赤芍 12g，银花 15g，蒲公英 15g，地丁 15g，板蓝根 15g。水煎服，一日 1 剂。加减：血尿多者，加阿发煎麦汤（阿胶、血余炭、麦冬、栀子、丹参、

丹皮）；疼痛剧烈者，加乳香，没药，元胡，川楝子；肿瘤巨大且硬者，加山夏五消二（山慈菇，夏枯草，五灵脂，蒲黄，浙贝母，玄参，牡蛎，元胡，川楝子，海藻，昆布，乳香，没药，三棱，莪术）；发热者，加抗癌五味消毒饮（白花蛇舌草，半枝莲，虎杖，蚤休，草河车）。

3. 肾阴阳虚衰

证见：形体消瘦，虚弱无力，腰痛喜按，腰腹部肿块，四肢不温，小便清长，大便溏薄，口干舌红，苔薄少或光剥，脉沉细。宜滋阴补肾。

方药：六味地黄汤、金匮肾气丸加减：生地 30g，山茱萸 15g，山药 30g，茯苓 30g，泽泻 15g，丹皮 12g，枸杞 12g，肉桂 6g，附子 6g，陈皮 6g，丹参 20g，半边莲 30g，白花蛇舌草 30g。水煎服，一日 1 剂。加减：体弱虚羸者，加杷山黄菟四君汤，由枇杷叶、山药、黄精、菟丝子、女贞子、旱莲草、百合、芡实、金樱子、党参、白术、茯苓、甘草组成，该方健脾，亦有补肾之阴阳的寓意。

4. 气血双亏

证见：面色苍白无华，神疲乏力，心悸气短，形体消瘦，不思饮食，腰腹部肿块疼痛，尿血色淡不止，口干，低热，舌淡苔薄，脉细弱。宜：补气养血。

方药：八珍汤、杷山黄菟四君汤加减：人参 15g，黄芪 30g，白术 12g，山药 30g，茯苓 30g，当归 12g，白芍 9g，熟地黄 15g，半枝莲 60g，黄精 20g，菟丝子 15g，女贞子 15g，旱莲草 15g，百合 20g，芡实 15g，金樱子 15g，陈皮 9g，大枣 9g，甘草 6g。水煎服，一日 1 剂。加减：气血两虚甚者，加归脾汤；血尿不止者，加大、小蓟炭、阿胶养血止血；气虚下陷而见腹坠胀者，可用补中益气汤加减。

上述四个分型论治概括了不同阶段肾癌的治疗方药。肾癌早期，机体一般状况较好者多属湿热蕴结型；中期肾癌，癌性发烧或感染性发烧同时存在，病久入络、脾肾阴阳俱虚、瘀血内阻、肾阴阳虚衰者较多见；肾癌晚期，已有邻近器官、组织的转移，多属于气血双亏型；伴明显植物神经功能紊乱、脱水及电解质紊乱，机体高度衰竭、恶病质出现。从上可以看出，八正散、益肾汤、紫龙汤（紫草，龙胆草，夏枯草，马钱子，瓜蒌，桃仁，党参，玄参，山茱萸，山慈菇，山豆根），抗癌五味消毒饮（白花蛇舌草，半枝莲，虎杖，蚤休，草河车），阿发煎麦汤（阿胶，血余炭，麦冬，栀子，丹参，丹皮）；八珍汤、杷山黄菟四君汤、六味地黄汤、金匮肾气丸、山夏五消二由山慈菇 15g，夏枯草 15g，五灵脂 6g，蒲黄 6g，浙贝母 15g，玄参 15g，牡蛎 15g（先煎），元胡 10g，川楝子 20g，海藻 10g，昆布 10g，乳香 6g，没药 6g，三棱 10g，莪术 10g 组成，是裴正学教授辨证施治常用方剂，其中益肾汤、杷山黄菟四君汤对肾癌之肾功异常者，有明显效果。对于无特殊症状患者，给予长期服用兰州方。

五、裴正学教授肾癌用方解析

基础方：金匮肾气丸：生地 12g，山药 10g，山茱萸 30g，丹皮 6g，茯苓 10g，泽泻 10g，桂枝 6g，附子 6g。本方为肾阳不足之证而设。腰为肾之府，肾阳虚衰，经脉失于温养，则腰脊膝胫酸痛乏力，身半以下常有冷感；肾主水，肾阳虚弱，不能化气行水，水湿内停，则小便不利，少腹拘急，甚则发为水肿、痰饮、脚气等；若阳虚膀胱失约，则小便反多，夜尿尤频；肾阳不足，水液失于蒸化，津不上承，则口渴不已；舌质淡而胖，尺脉沉细或沉弱而迟，皆为肾阳虚弱之象。诸症皆由肾阳不足，温煦无能，气化失司，水液代谢失常而致，治宜补肾助阳，"益火之源，以消阴翳"，辅以化气利水。方中附子大辛大热，温阳补火；桂枝辛甘而温，温通阳气，二药相合，补肾阳，助气化，共为君药。肾为水火之脏，内舍真阴真阳，阳气无阴则不化，如张景岳言："善补阳者，必于阴中求阳，则阳得阴助，而生化无穷，"故重用干地黄滋阴补肾生精，配伍山茱萸、山药补肝养脾益精，阴生则阳长，同为臣药。方中补阳药少而滋阴药多，可见其立方之旨，并非峻补元阳，乃在于微微生火，鼓舞肾气，即取"少火生气"之义。泽泻、茯苓利水渗湿，配桂枝又善温化痰饮；丹皮活血散瘀，配伍桂枝则可调血分之滞，此三味寓泻于补，"俾邪去而补药得力，并制诸滋阴药碍湿之虞，俱为佐药"。诸药合用，助阳之弱以化水，滋阴之虚以生气，使肾阳振奋，气化复常，则诸症自除。肾功能不全者，合益肾汤（当归10g，川芎6g，益母草30g，丹参20g，桃仁9g，赤芍12g，银花15g，蒲公英15g，地丁15g，板蓝根15g）；血尿多者，加阿发煎麦汤（阿胶10g（烊），血余炭10g，麦冬10g，栀子10g，丹参20g，丹皮6g）；脾肾两虚，水湿泛滥者合芡实合剂（岳美中方）；湿热下注合龙胆泻肝汤、八正散、抗癌五味消毒饮（白花蛇舌草 15g，半枝莲 15g，虎杖 15g，蚤休 15g，草河车）。

六、裴正学教授临床病案举例

例 1：患者姜某，男，55 岁。主诉：肾癌术后 8 月余。现病史：患者于 2011 年 3 月体检时发现肾脏占位，经细胞学病理检查确诊为左肾透明细胞癌。在甘肃省某医院行肾癌切除手术。术后病理示：左肾透明细胞癌。术后行干扰素治疗半年，近期复查发现左肾上腺占位，考虑复发，为进一步诊治，来裴正学教授门诊，证见：面色晦暗，腰部疼痛，发热、口渴，食欲不振，舌苔薄白，舌质紫暗或有瘀点、瘀斑，脉细涩。

【西医诊断】肾癌。

【中医诊断】症积。

【中医辨证】瘀血内阻，活血祛瘀，理气消结。

【处方】山夏五消二，方药：山慈菇 15g，夏枯草 15g，五灵脂 6g，蒲黄 6g，浙贝母 15g，玄参 15g，牡蛎 15g（先煎），元胡 10g，川楝子 20g，海藻 10g，昆布 10g，乳香 6g，没药 6g，三棱 10g，莪术 10g。每日 1 剂，服 15 剂。患者腰痛明显减轻，食欲好转，仍发热、口渴。

二诊处方山夏五消二、四物汤加减：当归 10g，川芎 10g，生地 12g，白芍 15g，山慈菇 15g，夏枯草 15g，五灵脂 6g，蒲黄 6g，浙贝母 15g，玄参 15g，牡蛎 15g（先煎），元胡 10g，川楝子 20g，海藻 10g，昆布 10g，乳香 6g，没药 6g，三棱 10g，莪术 10g。服 15 剂，患者诸症均明显好转。

三诊上方加兰州方核心加减：北沙参 15g，太子参 15g，人参须 15g，潞党参 15g，生地 12g，山药 10g，山茱萸 30g，当归 10g，川芎 10g，白芍 15g，山慈菇 15g，夏枯草 15g，五灵脂 6g，蒲黄 6g，浙贝母 15g，玄参 15g，牡蛎 15g（先煎），元胡 10g，川楝子 20g，海藻 10g，昆布 10g，乳香 6g，没药 6g，三棱 10g，莪术 10g。服 30 剂。至今存活，定期门诊复诊左肾上腺占位未见明显增大。

例 2：患者孙某，男，68 岁。主诉：肾癌术后 3 年余，血尿 3d。现病史：患者于 2009 年 1 月因腰部疼痛、腹部包块，行相关检查，发现肾脏占位。在甘肃省肿瘤医院行肾癌切除手术。术后病理示：右肾透明细胞癌。术后未行特殊治疗，3d 前患者出现血尿，行超声检查，发现盆腔占位，考虑复发，为进一步诊治，来裴正学教授门诊，证见：精神差，身体沉重，周身困乏，时有低热，血尿不止，口渴，纳少，恶心，舌苔白腻或黄腻，舌质红，脉滑数或濡数。

【西医诊断】肾癌。

【中医诊断】症积。

【中医辨证】湿热蕴结，治宜清热利湿。

【处方】八正散、紫龙汤、阿发煎麦汤加味，方药：萹蓄 30g，瞿麦 15g，滑石 15g（包）、甘草梢 6g，车前子 15g（包）、黄柏 10g，半枝莲 30g，白英 30g，马鞭草 30g，土茯苓 30g，生地 15g，紫草 15g，龙胆草 15g，夏枯草 15g，马钱子 1 个、瓜蒌 10g，桃仁 10g，党参 10g，玄参 10g，山茱萸 30g，山慈菇 15g，山豆根 15g，阿胶 10g（烊化）、血余炭 10g，麦冬

10g，栀子 10g，丹参 10g，丹皮 10g。水煎服，一日 1 剂，服15 剂。患者无血尿，食欲好转，稍有发热、口渴。

二诊处方取阿发煎麦汤。继服 15 剂，患者诸症均明显好转。

三诊上方加兰州方核心加减：北沙参 15g，太子参 15g，人参须 15g，潞党参 15g，生地 12g，山药 10g，山茱萸 30g，萹蓄 30g，瞿麦 15g，滑石 15g（包）、甘草梢 6g，车前子 15g（包）、黄柏 10g，半枝莲 30g，白英 30g，马鞭草 30g，土茯苓 30g，紫草 15g，龙胆草 15g，夏枯草 15g，马钱子 1 个、瓜蒌 10g，桃仁 10g，玄参 10g，山慈菇 15g，山豆根 15g。服 30 剂。至今存活，定期门诊复诊。

七、古今各家学说荟萃

《素问》曰："胞移热于膀胱，则癃溺血""少阴涩则病积溲血""腰者，肾之府，摇转不能，肾将惫矣"。

《金匮要略》曰："热在下焦者，则尿血，亦令淋秘不通""肾著之病，腰以下冷痛，腹重如带五千钱"。

《诸病源候论》："症者，由寒温失节，致脏腑之气虚弱，而食饮不消，聚结在内，染渐生长块段，盘牢不移者是症也。言其形状可征验也。若积引岁月，人皆柴瘦，腹转大，随致死。"提出症为腹腔内逐渐生长的肿块，坚硬而不活动，久致病人腹大消瘦死亡。

《疡医大全》曰："石疽生腰胯之间，肉色不变，坚硬如石，经月不变……若黑陷不起，麻木不痛，呕哕不食，精神昏乱，脉散或代者死。"

《景岳全书》指出血淋和溺血的区别："……涩痛者，为血淋，不痛者，多为溺血。"症积泛指腹腔内恶性肿块。

孙桂芝教授：从肾为五脏之根，心肾、脾肾、肺肾、肝肾、膀胱与肾相互关联的角度出发，以脾肾阳亏、阴虚毒蕴、湿热下结、血瘀内阻、气血亏虚为肾癌治疗的主要方向，主张辨证与辨病相结合，综合调理。

王晞星教授认为：临床肾癌常见证型为湿热蕴结证、肝郁肾虚证、肝肾阴虚证，治则为清利湿热、疏肝调肾、滋肝补肾为主，方药以当归贝母苦参丸为主方，加苍术、薏苡仁、土茯苓偏重清利湿热；加熟地黄、山药、山茱萸重于滋补肾阴，加白芍、丹皮、当归、柴胡以清热疏肝；加知母、黄柏、熟地黄、山茱萸偏重滋阴降火，临床疗效较佳。

王林丽珠教授认为：肾癌的病机不外乎肾亏、湿热、痰瘀、毒瘀，强调不同分期辨证原则不一，需将宏观辨证和微观辨病相结合，早期应扶助正气，清热利湿；中期祛瘀化痰，解毒散结；晚期补益肝肾，培元固本。同时指出在辨证的过程中，应分清主证兼证、标本缓急，正确处理整体与局部的关系，并强调抑瘤中药在其中的应用，扶正祛邪，使机体达到平和的状态。

第十三章　膀胱癌

一、解剖生理及病理

解剖生理：膀胱为囊性空腔器官，位于小骨盆腔的前部，前方耻骨联合，后方男性为精囊、输尿管壶腹和直肠；女性为子宫颈和阴道，下方男性邻接前列腺；女性邻接尿生殖膈。成人最大可容纳800ml尿量。主要生理功能为储存小便和排空小便。

病理：

1. 移行上皮性肿瘤

主要包括原位癌、乳头状瘤、乳头状癌及实体性癌。

（1）原位癌：是一个特殊的移行上皮性肿瘤，开始时局限于移行上皮内，形成稍突起的绒毛状红色片块，不侵犯基底膜。细胞分化不良，易脱落可以尿中检出。原位癌很少单纯存在，常同时有恶性度高的、浸润深的膀胱癌或分化不良的乳头状癌。

（2）乳头状瘤：是一种良性肿瘤。起源于正常膀胱黏膜，像水草样突入膀胱腔内。乳头状瘤有复发的特点，有些尚有恶变可能。

（3）乳头状癌：在移行上皮肿瘤中最多见。病理特点是各乳头粗短融合，瘤表面不光滑，坏死或有钙盐沉着，瘤基底宽或蒂粗短。移行上皮层次增多，不规则，失去正常形象。

（4）实体性癌：在移行上皮性肿瘤中最为恶性，表面不平，有溃疡，其表面呈结节状，边缘高起，早期向深处浸润，又称浸润癌。

2. 腺癌

又称胶样癌、黏液癌。整个肿瘤内有腺样结构，在膀胱癌中占 1% ～ 1.8%。亦可源自限性膀胱炎。

3. 膀胱鳞状细胞癌

不多见。恶性度高，发展快，浸润深，预后不良。

二、诊断及治疗

（一）临床诊断

1. 血尿

特别是间歇性、无痛、肉眼血尿为膀胱肿瘤最常见的病状，80% 病人就诊时有血尿，17% 血尿严重。由于血尿常间歇出现、加重，容易给病人以"治愈"的错觉，以致延误了时间。

2. 膀胱刺激症状

占 10% 左右，患者出现尿频、尿急、尿痛时常预示有浸润性膀胱癌或原发性原位癌，肿瘤恶性度高，对膀胱壁广泛浸润，原发性原位癌，膀胱刺激症状伴有耻骨上或阴茎痛，疼痛在排尿之后加剧。

3. 排尿异常

少数病人可出现排尿困难和排出异常内容物。恶性度高的可很快扩展到前列腺而出现排尿困难，甚至尿潴留，良性前列腺增生也可出现排尿困难，应提高警惕。

4. 转移症状

晚期膀胱癌患者可出现耻骨区肿块、贫血、消瘦、水肿、恶心呕吐等症状。如转移到淋巴结，侵犯大部盆腔淋巴结时，可出现疼痛，下肢放射痛，下肢回流障碍等。转移至骨骼时，出现相应部位骨痛，常见远处转移部位是肝、肺及骨。

膀胱镜检：膀胱镜检查是诊断膀胱癌最重要的方法；**超声检查**：膀胱癌的 B 超检查有经腹、经直肠和经尿道三种途径；**CT 检查**：用于膀胱癌的诊断与分期，了解冲瘤浸润膀胱壁的深度，以及盆腔和腹膜后淋巴结、肝及肾上腺有无转移；**磁共振影像检查（MRI）**：MRI 并不比 CT 有更强的优越性，但显示肿瘤对膀胱壁浸润深度、盆腔脏器与肿瘤的关系、膀胱癌引起上尿路积水等方面有一定的优势。

（二）西医治疗

1. 手术及化学治疗

非肌层浸润性膀胱癌术后多采用表柔比星、丝裂霉素、吡柔比星或喜树碱等局部膀胱灌注；肌层浸润性膀胱癌主要以手术为主，因其容易复发，故多采用吉西他滨、紫杉醇、多西紫杉醇、顺铂等为主的综合化疗方案。

2. 介入治疗

膀胱癌的介入治疗，主要为动脉灌注化疗术，肿瘤较大可予以适当栓塞治疗。

3. 放射治疗

放疗常用于不愿意手术、不能耐受手术、不能施行手术治疗的患者，常与化疗联合使用。

三、裴正学教授思维方法

裴正学教授认为：膀胱癌之病机，不外乎外感毒邪相袭，由表入里，阻遏阳气，久则郁而化热以及饮食不节，损伤脾胃，脾失健运，津停不行，滞而成湿，导致湿郁化热下注膀胱，症积乃发。痰气交阻于络，瘀血乃生。致痰、气、瘀相互搏结，乃发本病。素有脾胃不足、先天肾元亏虚或年老久病体弱，以及劳累过度、房室不节等均可导致脾肾亏虚，导致膀胱气化不利。由上总结：正虚邪实，本虚标实是本病发病的两大因素。一般初病为实，久病为虚。临证常有虚实夹杂，如肾虚湿热并存、气虚湿阻共见等，但总体不外正虚与邪实。治疗上宜攻补兼施，分清缓急。正如《景岳全书》所言："治积之要，在攻补之宜；而攻补之宜，当于孰缓孰急中辩之，"切忌一味攻伐或补益，促使病情加重。

四、中医辨证分型及方药

1. 膀胱实热

证见：尿血鲜红，或小便黄赤，灼热短涩，或溺时作痛，少腹拘急疼痛，发热心烦，夜寐不安，口干口苦，口舌生疮，舌红苔黄腻，脉滑数。宜清热泻火利湿，凉血止血。

方药：小蓟饮子合八正散、阿发煎麦汤加减；龙胆泻肝汤、三仁汤亦可加减用之：瞿麦 15g，萹蓄 15g，石苇 20g，滑石 10g（包煎），木通 6g，生地 12g，淡竹叶 10g，栀子 10g，当归 10g，血余炭 10g，麦冬 10g，丹参 10g，丹皮 10g，小蓟 15g，蒲黄 6g，藕节 15g，甘草梢 6g。水煎服，每日 1 剂。加减：若见寒热口苦，呕恶，加小柴胡汤以和解少阳；若见实热较盛，腹胀、大便秘结，大承气汤以泻实热；湿热伤阴、发热者，竹叶石膏汤有效。

2. 瘀血内阻

证见：尿血夹块色暗，小便点滴而下或尿细如线，溺时痛甚，甚则小便阻塞，完全不通，小腹胀满疼痛，舌紫暗或有瘀点，脉涩。宜化瘀散结，活血止血。

方药：桃红四物汤、抗癌四对、尿频一对加减：桃仁 10g，红花 6g，生地 12g，桂枝 12g，当归 10g，川芎 6g，牛膝 15g，蜣螂 10g，琥珀 3g（粉吞），血余炭 10g，小蓟 15g，仙鹤草 30g，三棱 10g，莪术 10g，海藻 10g，昆布 10g，菟丝子 15g，小茴香 10g。水煎服，每日 1 剂。加减：气滞腹胀痛者，加沉香、乌药、乳香、没药，以疏通气机；瘀热在里，证见口干不欲饮，苔黄者，加赤芍、生地、栀子以清热凉血，气血两亏而见神疲乏力，头晕心悸，面色不华，加黄芪、白术、熟地、白芍、黄精益气养血。

3. 脾肾不足

证见：尿血色淡，经久不愈，或小便不畅，小腹坠胀，神疲乏力，气短声低，头晕耳鸣，腰膝酸软无力，食欲不振，舌淡苔薄，脉细弱。宜健脾益肾，固摄止血。

方药：归脾汤、桂附八味丸加减：人参15g（另煎），黄芪30g，白术10g，茯神15g，当归10g，阿胶10g（烊化），山药10g，肉苁蓉15g，熟地12g，山茱萸12g，菟丝子30g，杜仲15g，巴戟天10g，牛膝15g，五味子6g，赤石脂20g（先煎），泽泻10g，大蓟20g，小蓟20g，仙鹤草30g，炙甘草6g。水煎服，每日1剂。加减：若中气下陷而见小腹坠胀者，予补中益气汤加减治之；病久肾阳衰惫，命门火衰，致三焦气化无全而见少尿、无尿，恶心呕吐，胸闷心悸，肢体浮肿，甚则烦燥，神志不清，桂附八味丸、旋覆代赭汤配合应用。肾虚火旺者，知柏地黄丸加减。

上述三型，临证有时并非孤立出现，而是相兼或同时出现，表现错杂。所以在实际应用中，我们应始终坚持辨证施治的原则。同时，结合现代医学对该病的病理和分期的认识，分阶段、辨病与辨证相结合，疗效较佳。裴正学教授根据患者病情，辨证施治，小蓟饮子、八正散、阿发煎麦汤、龙胆泻肝汤、三仁汤、萆薢分清饮、导赤散、尿频一对（蝼蛄，琥珀，小茴香，菟丝子）、桂附八味丸、桃红四物汤、抗癌四对（三棱，莪术，海藻，昆布）、抗癌五味消毒饮是常用方剂。其中，尿频一对不仅适用于尿频、尿急，对于小便不畅、小便点滴而下或尿细如线者效果亦好。对于无特殊症状患者，给予长期服用兰州方。

五、裴正学教授膀胱癌用方解析

基本方：龙胆泻肝汤出自《医方集解》龙胆草 10g，栀子 10g，黄芩 10g，木通 6g，泽泻 10g，车前子 15g（包煎），柴胡 10g，甘草 6g，当归 10g，生地 12g。本证多由肝胆实火上炎，肝胆湿热下注所致，治疗以清泻肝胆实火，清利肝经湿热为主。肝经绕阴器，布胁肋，连目系，入巅顶。肝胆实火上炎，上扰头面，故见头痛目赤；胆经布耳前，出耳中，故见耳聋、耳肿；舌红苔黄、脉弦细有力均为肝胆实火上炎；肝经湿热下注，故见阴肿、阴痒、阴汗、妇女带下黄臭。方中龙胆草大苦大寒，既能清利肝胆实火，又能清利肝经湿热，故为君药。黄芩、栀子苦寒泻火，燥湿清热，共为臣药。泽泻、木通、车前子渗湿泄热，导热下行；实火所伤，损伤阴血，当归、生地养血滋阴，邪去而不伤阴血，共为佐药。柴胡舒畅肝经之气，引诸药归肝经；甘草调和诸药，共为佐使药。

八正散：出自《太平惠民和剂局方》，车前子 3g，瞿麦 15g，扁蓄 15g，滑石 10g（包煎），栀子 10g，甘草 6g，木通 6g，大黄 6g，灯心草 10g。本方为治疗热淋的常用方，其证因湿热下注膀胱所致。湿热下注蕴于膀胱，水道不利，故尿频尿急、溺时涩痛、淋漓不畅，甚则癃闭不通；湿热蕴蒸，故尿色浑赤；湿热郁遏，气机不畅，则少腹急满；津液不布，则口燥咽干。治宜清热利水通淋。方中以滑石、木通为君药，滑石善能滑利窍道，清热渗湿，利水通淋，《药品化义》谓之："体滑主利窍，味淡主渗热"；木通上清心火，下利湿热，使湿热之邪从小便而去。萹蓄、瞿麦、车前子为臣，三者均为清热利水通淋之常用品，佐以山栀子仁清泄三焦，通利水道，以增强君、臣药清热利水通淋之功。大黄荡涤邪热，并能使湿热从大便而去。甘草调和诸药，兼能清热、缓急止痛，是为佐使之用。水煎加灯心草以增利水通淋之力。

莲子清心饮出自《太平惠民和剂局方》，黄芩 1g，麦冬 1g，地骨皮 10g，车前子 15g（包煎），茯苓 12g，黄芪 15g，党参 15g，甘草 6g。君莲肉而佐以茯苓，交心肾也；黄芩、麦冬清金，可以生水；地骨、车前益肾，可以平肝澄肾水，即可以靖相火；参、芪、苓、草以补土，而奇经皆受益焉水生则任脉滋，火平则冲脉和，土厚则带脉举，是三经皆受益也，且五行皆咸于土，则土厚而血气生，五脏平和矣；柴胡以升拔阳气于阴中，阳不逼阴、崩带皆可举也。尿血者可合用小蓟饮子、阿发煎麦方；肾气亏虚者合用桂附八味丸。

六、裴正学教授临床病案举例

例 1：患者赵某，男，66 岁。主诉：尿血、下腹疼痛半年余。现病史：患者半年前无明显诱因，出现尿血、色鲜红，小腹拘急疼痛，发热心烦，夜寐不安，口干口苦，舌红苔，黄腻，脉滑数。辅助检查：2012 年 12 月 10 日兰州大学第一人民医院膀胱镜检查，考虑膀胱癌。

【西医诊断】膀胱癌。

【中医诊断】血证（尿血），证属：湿热蕴结型。

【治宜】清热泻火利湿，凉血止血。

【方药】小蓟饮子、龙胆泻肝汤、八正散加味：萹蓄30g，瞿麦30g，木通10g，赤芍15g，金钱草30g，白花蛇舌草30g，车前子30g，滑石15g（包煎），甘草梢9g，生地黄12g，小蓟15g，炒蒲黄6g，淡竹叶6g，藕节10g，当归10g，栀子10g，甘草6g，夏枯草15g，海藻10g，昆布10g，三棱10g，莪术10g，山慈菇10g。水煎服，一日1剂。服药10剂后，患者尿血，下腹疼痛，口干口苦，发热心烦，夜寐不安，明显好转，上方去龙胆泻肝汤，加阿发煎麦汤，阿胶10g（烊化）、血余炭10g，麦冬10g，栀子10g，丹参10g，丹皮10g。水煎服，一日1剂。服药15剂后患者诸症趋好，上方剂量大10倍研末，过箩，炼蜜为丸，1丸/次，2次/d，3月后病情仍平稳。

按语：裴正学教授谓："有一份肿瘤，就有一份感染。"此观点与现代肿瘤炎症学说不谋而合。龙胆泻肝汤、八正散加味对膀胱癌湿热蕴结者，效果明显，小蓟饮子、阿发煎麦汤对尿血者效果明显。

例2：患者郭某，男，56岁。主诉：膀胱癌术后3年余，小便点滴不出2d。现病史：患者3年前行膀胱癌手术，术后病理示：膀胱腺癌，术后按要求行膀胱灌洗。近日患者出现尿血，夹块色暗，小便点滴而下，两天前小便阻塞，完全不通，小腹胀满疼痛，舌紫暗或有瘀点，脉涩。辅助检查：2009年12月10日甘肃省肿瘤医院术后病理示：膀胱腺癌。

【西医诊断】膀胱癌。

【中医诊断】癃闭。证属：瘀血内阻型。

【治宜】化瘀散结，活血止血。

【方药】桃红四物汤、抗癌四对、尿频一对加减：桃仁10g，红花6g，生地12g，桂枝12g，当归10g，川芎6g，牛膝15g，蜣螂10g，琥珀3g（粉吞）、血余炭10g，小蓟15g，仙鹤草30g，三棱10g，莪术10g，海藻10g，昆布10g，菟丝子15g，小茴香10g。水煎服，每日1剂。服药15剂后患者诸症趋好，上方加桂附八味丸，剂量大10倍研末，过箩，炼蜜为丸，1丸/次，2次/d，半年后病情仍平稳。

按语：膀胱癌是中、老年人常见肿瘤。瘀血与气虚、阳虚常并存，活血与补气、助阳柔和于一体，加用桂附八味丸。对无明显症状者，兰州方长期服用，效果显著，意义深远。

七、古今各家学说荟萃

《金匮要略》有"淋之为病，小便如粟状，小腹弦急，痛引脐中"的描述。

《素问·宣明五气篇》记载"膀胱不利为癃"。

《诸病源候论》则概括该病是"由肾虚而膀胱热之故也"，说明本病发病机理是正虚邪实，正虚为本，邪实为标。

《医学精要》云："溺血者，溺下红赤也。"朱丹溪进一步指出"溺而痛者为血淋，不痛者为溺血"。

《类证治裁·闭癃遗溺篇》更指出"闭者，小便不通……，癃者，小便不利……"并形象地描述"闭者点滴难通""癃为滴沥不爽"。

《证治要诀》则补充到"小便滴沥涩痛者，谓之淋"。

《丹溪心法》认为"血淋一证，须看血色分冷热。色鲜者，心，小肠实热；色瘀者，肾，膀胱虚冷"。

焦冬英认为：膀胱癌多因湿热或表邪入于血分，蕴结膀胱所致。治疗上多以凉血止血为首要治法，配合解毒抗癌、清热利湿、益气养血法。若毒热入于血并蕴于膀胱，而致尿血，治疗上以凉血止血为主，只要血止，则血虚易复，辅以解毒抗癌，调理脾胃之法，则症状渐消而愈。

李乐园认为：尿血为阴虚血热，属虚热证；血淋系热结膀胱，为实热证。一虚一实，治法大异。

第十四章　前列腺癌

一、解剖生理及病理

解剖生理：前列腺位于膀胱颈的下方，尿生殖膈的上方，其形状与栗子相似。前方为耻骨联合，两者之间有前列腺静脉丛和疏松结缔组织，两侧为肛提肌，前列腺后面正中有纵行浅沟，称前列腺沟，与直肠壶腹部相对。前列腺能分泌一种乳状液体，射精的时候，前列腺液、精囊液、附睾和输尿管里的精子随尿道球腺的分泌液，一同经尿道射出体外，其中前列腺液占一次射精量的15%～30%，前列腺液中含有特别高浓度的酸性磷酸酶，它还含有纤维蛋白溶解酶，使凝固的精液重新液化。前列腺液为碱性，可缓冲阴道中的酸性分泌物，以适应精子的生存，有利于精子的活动。

病理：前列腺癌从其腺胞和导管发生，常起源于外周带（即老年时被增生的尿道周围腺体所压迫引起萎缩的部位）。前列腺任何部位都可发生癌，但绝大多数在外周带有癌变。前列腺腺泡是从尿道向四周直线放射排列的结构，癌变时组织学差异极大，破坏了腺体的排列。前列腺癌细胞分级很难，因为不同组织的细胞差异很大，常以其分化最差的细胞代表其生物学特性，影响预后。前列腺癌常为多病灶，单个结节仅占10%以下。

前列腺内神经束与腺泡相邻，所以癌最常侵入神经周围间隙，占85%以上。前列腺癌的扩散可分局部、淋巴和血行三个途径。

前列腺癌从腺泡发生后常向尿道方向扩展，前列腺泡膜是重要屏障，穿破包膜则预后不良。晚期肿瘤可侵犯尿道、膀胱颈和精囊，侵犯膀胱三角区引起输尿管梗阻者亦不少见，一般不侵犯直肠。

首先侵犯的淋巴结是闭孔-髂内链，在闭孔处的闭孔淋巴结一般不受侵犯。骨转移是最常见的血行播散，常见部位依次为骨盆、腰椎、股骨、胸椎、肋骨。内脏转移为肺、肝、肾上腺等。死于前列腺癌者25%有肺转移，但临床上发现肺转移不足6%。

移行细胞癌和鳞癌<3%，常从前列腺导管末端的移行上皮覆盖处发生，可与腺癌合并。平均发病年龄比腺癌者小10岁，酸性磷酸酶常正常，对放射及内分泌治疗亦无反应，预后极坏。

二、诊断及治疗

（一）临床诊断

前列腺癌的诊断有三个要点：①原发肿瘤；②淋巴结转移；③远处转移。

1. 原发肿瘤

直肠指诊发现前列腺结节，可通过 tru-cut 活组织检查，或经直肠 franzen 细针抽吸细胞学检查。经直肠前列腺超声扫描可了解肿物大小及范围，正常前列腺回声均匀，侵及包膜时界限不清。回声改变亦可由于炎症和结石所致，应予鉴别。CT、核磁共振（MRI），亦可了解肿瘤的病变范围以及膀胱、精囊、淋巴结的病变。

2. 淋巴转移

前列腺癌最先侵犯的淋巴结是闭孔 - 髂内链，实际上在闭孔处的淋巴结一般不受侵犯。临床上常将髂内淋巴结称为闭孔淋巴结，位于髂外静脉内侧，沿髂内血管走行应清除淋巴结。

3. 远处转移

静脉泌尿系造影发现输尿管梗阻时，说明肿瘤已侵犯精囊、膀胱颈和淋巴结，并有远处转移的可能。

骨转移常见，仅次于淋巴结。全身同位素扫描增强而平片正常应想到是转移。肺 X 线照相可发现肺转移，常为淋巴管扩散，结节状少见。

CT 及磁共振检查：是一项有诊断价值的检查；**直肠指诊**：直肠指诊对早期诊断前列腺癌非常重要，可表现为前列腺被膜不规则，可触及石样坚硬肿块，如波及精囊则高度可疑；**血清前列腺特异抗原（PSA）测定**：当血清 tPSA 介于 4 ~ 10ng/mL 时，fPSA 水平与前列腺癌发生率呈负相关；如果 tPAS 在上述范围，fPSA/tPSA < 0.1，则发生前列腺癌的可能性高达

56%；相反，如 fPSA/tPSA>0.25，发生前列腺癌的可能只有 8%；**ECT 检查**：骨是前列腺最常转移的部位，ECT 可比常规 X 线提前 3 ～ 6 个月发现骨转移灶；**超声检查**：B 超检查可发现前列腺形态改变、移位，包膜反射不连续、不光滑，腺体内部出现光团、暗区等；**前列腺穿刺活**：主要是根据细胞核的间变，癌细胞的核常大于正常细胞的核，其大小、形态及染色性也有点不一样。

（二）西医治疗

1. 主动监测和观察等待治疗

主动监测前列腺癌的进程，在出现肿瘤进展或临床症状明显时给予相关治疗；对于不愿意治疗或体弱不适合积极治疗的患者，采取观察随访，若出现局部系统症状时，可采取姑息性治疗。

2. 前列腺癌根治性手术治疗

前列腺癌根治术是治疗局限性前列腺癌最有效的方法，手术切除范围包括完整的前列腺、双侧精囊腺和输精管壶腹段。

3. 前列腺癌外放射治疗（EBRT）

前列腺癌患者的放射治疗具有疗效好、适应症广、并发症少等优点，适用于各期患者。早期患者（T1-2 N0M0）行根治性放射治疗，其局部控制率和 10 年无病生存率与前列腺癌根治术相似。局部晚期前列腺癌（T3-4 N0M0）治疗原则以辅助性放疗和内分泌治疗为主。转移性癌可行姑息性放疗，以减轻症状、改善生活质量。

三维适形放疗（3D-CRT）和调强放疗（IMRT）等技术

逐渐应用于前列腺癌治疗并成为放疗的主流技术。

4. 前列腺癌近距离放射治疗

近距离治疗（Brachytherapy）包括腔内照射、组织间照射等，是将放射源密封后直接放入被治疗的组织内或放入人体的天然腔内进行照射。前列腺癌近距离治疗包括短暂插植治疗和永久粒子种植治疗，后者即放射性粒子的组织间种植治疗，较常用，其目的在于通过三维治疗计划系统的准确定位，将放射性粒子植入到前列腺内，提高前列腺的局部剂量，而减少直肠和膀胱的放射剂量。

永久粒子种植治疗常用 125 碘（^{125}I）和 103 钯（^{103}Pd），半衰期分别为 60d 和 17d。短暂插植治疗常用 192 铱（^{192}Ir）。

5. 试验性前列腺癌局部治疗

前列腺癌的局部治疗，除根治性前列腺癌手术、放射线外照射，以及近距离内照射等成熟的方法外，还包括：前列腺癌的冷冻治疗（CSAP）、高能聚焦超声（HIFU）和组织内肿瘤射频消融（RITA）等试验性局部治疗和根治性前列腺癌手术和放疗相比较，其对临床局限性前列腺癌的治疗效果，还需要更多的长期临床研究加以评估和提高。

6. 前列腺癌内分泌治疗

内分泌治疗的目的是降低体内雄激素浓度、抑制肾上腺来源雄激素的合成、抑制睾酮转化为双氢睾酮，或阻断雄激素与其受体的结合，以抑制或控制前列腺癌细胞的生长。

内分泌治疗的方法包括：①去势（外科或药物）；②最大限度阻断雄激素；③间歇内分泌治疗；④根治性治疗前新辅

助内分泌治疗；⑤辅助内分泌治疗。

三、裴正学教授思维方法

　　裴正学教授认为前列腺癌主要是由于湿热、瘀血阻于下焦，膀胱气化不利所致。发病关键在于下焦的肾、膀胱，与肺、脾、肝、三焦亦有密切联系。对本病辨证当分虚实。因湿热蕴结、瘀血内阻、肝郁气滞、肺热气壅所致者，为实证。因脾气不升、肾元亏虚所致者，为虚证。治疗初期则以清利湿热，宣畅三焦气机为法；后期则以健脾补肾，温阳化气为法。

四、中医辨证分型及方药

1.湿热蕴结

　　证见：小便点滴不通或成癃闭，小腹胀满，伴有灼热感，或有胃纳减退，大便不畅、干燥或秘结，口干口苦，舌质红，苔黄腻，脉细数或滑数。宜清热化湿，软坚通利。

　　方药：龙胆泻肝汤、八正散加减，萹蓄 30g，瞿麦 30g，木通 10g，赤芍 15g，金钱草 30g，白花蛇舌草 30g，车前子 30g，滑石 15g（包煎），甘草梢 9g，败酱草 30g，土茯苓 30g，白茅根 30g，泽兰 15g，蛴螬 10g，琥珀屑 3g（分冲）。加减：胃纳减退加党参、茯苓、白术；气虚不足，见神疲乏力者，加生黄芪、陈皮、五味子；便秘者，加郁李仁、火麻仁、全瓜蒌。

2.痰瘀交结

　　证见：排尿障碍，尿细如线或点滴而下，尿血，小腹胀痛，会阴疼痛，前列腺肿大，触痛分明，坚硬如石。舌体胖大、边有瘀斑，脉弦滑或弦涩。治宜活血化瘀，利水散结止血。

方药：前列康合剂、王叶合剂、小子参芪汤加减，膈下逐瘀汤亦可用之，处方：山药 10g，王不留行 15g，败酱草 15g，石膏 10g（先煎），知母 10g，泽兰 10g，小茴香 10g，菟丝子 15g，党参 15，黄芪 30g，丹参 20g，车前子 15g，山慈菇 15g，皂角刺 15g，土鳖虫 10g，桃仁 10g，红花 6g，赤芍 10g，郁金 6g，蛴螬 10g，琥珀屑 3g（分冲）。加减：血尿加重者，加小蓟饮子、刺猬皮炭；尿少腹胀者，加萹蓄、沉香；腰骶疼痛、尿痛明显，加复方川草乌合剂、三棱、莪术、露蜂房。

3. 脾肾亏虚

证见：小便无力排出，夜尿增多，尿意频数，畏寒怕冷，面色㿠白无华，腰酸背痛，下肢无力，口干不欲饮，舌质淡，脉沉细。治宜补肾健脾，通窍利水。

方药：桂附八味丸、桂枝茯苓丸加味：桂枝 12g，熟地 12g，山茱萸 10g，茯苓 15g，泽泻 10g，淮山药 15g，丹皮 12g，桃仁 10g，红花 6g，夏枯草 15g，海藻 10g，昆布 10g，三棱 10g，莪术 10g，山慈菇 10g，蛴螬 10g，琥珀屑 3g（分冲）。肾阳虚畏寒怕冷者，加淫羊藿、肉苁蓉、巴戟天、菟丝子；肾阴虚，口干、舌红苔少加麦冬；下焦湿热加萹蓄、金钱草、瞿麦；头晕眼花加制首乌、枸杞；小便疼痛加延胡索、桃仁、王不留行。

上述三个分型概括了不同发展阶段的前列腺癌临床表现，所提供方药仅适应于各个阶段的对症治疗，从上可以看出，龙胆泻肝汤、八正散、前列康合剂、王叶合剂、小子参芪汤、桂附八味丸、桂枝茯苓丸、小蓟饮子、兰州方等均是裴正学教授在辨证施治下常用方剂。其中兰州方：潞党参、人参须、北沙参、桂枝、白芍、生姜、大枣、生地、山药、山茱萸、麦冬、五味子、浮小麦、炙甘草组成；前列康合剂：山药、王不留行、败酱草、石膏、知母、泽兰、桃仁、红花、赤芍、丹参组成；小子参芪汤：小茴香、菟丝子、党参、黄芪、丹参、山药、泽泻、车前子、王不留行组成；王叶合剂：王不留行、橘叶、郁金、丹参、皂角刺、土鳖虫组成。

五、裴正学教授前列腺用方解析

基础方：小子参芪汤：山药10g，王不留行15g，小茴香10g，菟丝子15g，党参15，黄芪30g，丹参20g，车前子15g，泽泻10g，土鳖虫10g本方以温化寒湿，补肾健脾，活血行气，小茴香温阳散寒，通利下焦；山药、参芪、菟丝子、益气扶正、健脾补肾；王不留行、丹参活血通络；车前子、泽泻利尿通淋。王叶合剂：王不留行15g，橘叶10g，郁金10g，丹参20g，皂角刺15g，土鳖虫10g，本方治疏肝行气、活血散结。湿热为主者可以龙胆泻肝汤、八正散为主；后期脾肾两虚，正气亏损者以兰州方、桂附八味为基础加减。

六、裴正学教授临床病案举例

例1：患者秦某，男，73岁。主诉：前列腺癌术后4年余，小便不利1月。现病史：患者4年前因小便不利，行相关检查，考虑前列腺癌，并行前列腺癌根治术，术后病情平稳。1月前再次出现小便不利，偶有小便点滴不出或尿血，小腹胀满，伴有灼热感，大便不畅，口干口苦，舌质红，苔黄腻，脉细数或滑数。辅助检查：2007年兰州大学第一医院术后病理示：中分化腺癌。

【西医诊断】前列腺癌。

【中医诊断】癃闭。证属：湿热蕴结型。

【治宜】清热化湿，软坚通利。

【方药】龙胆泻肝汤、八正散加味：萹蓄30g，瞿麦30g，木通10g，赤芍15g，金钱草30g，白花蛇舌草30g，车前子30g（包），滑石15g（包）、甘草梢9g，夏枯草15g，海藻10g，昆布10g，三棱10g，莪术10g，山慈菇10g。水煎服，一日1剂。服药10剂后，患者小便不利，小腹胀满，伴有灼热感，大便不畅，口干口苦明显好转，仍偶有尿血，上方取龙胆泻肝汤，加小蓟饮子。水煎服，一日1剂。服药15剂后患者诸症趋好，去小蓟饮子，加桂附八味丸，上方剂量大10倍研末，过箩，炼蜜为丸，1丸/次，2次/d，1年后病情仍平稳。

按语：裴正学教授谓："有一份肿瘤，就有一份感染。"亦符合前列腺慢性炎症者。龙胆泻肝汤、八正散加味对前列腺癌湿热蕴结者，效果明显，小蓟饮子仍可奏效。诸症趋好，加减应用桂附八味丸，补肾阳以固其本，在前列腺癌的治疗中与西医调节免疫、内分泌治疗具有异曲同工之妙。

例2：患者张某，男，82岁，2012年3月8日初诊住院，主诉：排尿障碍，尿细如线或点滴而下3月余；现病史：患者既往有前列腺增生病史，3月出现排尿障碍，小腹胀痛，会阴疼痛，前列腺肿大，触痛分明，坚硬如石。舌体胖大、边有瘀斑，脉弦滑或弦涩。活检病理示：前列腺低分化腺癌。因患者年事已高，家属放弃手术。辅助检查：2012年3月2日甘肃省肿瘤医院活检病理示：前列腺低分化腺癌。

【西医诊断】前列腺癌。

【中医诊断】癃闭。证属：痰瘀交结。

【治宜】活血化瘀，利水散结。

【方药】前列康合剂、王叶合剂、小子参芪汤加味，处方：山药10g，王不留行15g，败酱草15g，石膏10g（先煎），知母10g，泽兰10g，小茴香10g，菟丝子15g，党参15，黄芪30g，丹参20g，车前子15g，山慈菇15g，皂角刺15g，土鳖虫10g，桃仁10g，红花6g，赤芍10g，郁金6g，蜣螂10g，琥珀屑3g（分冲）。水煎服，一日1剂。服药7剂后，排尿障碍，尿细如线或点滴而下，小腹胀痛减轻，继用7剂，排尿障碍，尿细如线或点滴而下，小腹胀痛明显减轻。上方加桂附八味丸、兰州方核心，合而治之：山药100g，王不留行150g，败酱草150g，石膏100g，知母100g，泽泻100g，小茴香100g，菟丝子150g，党参150、黄芪300g，丹参200g，车前子150g，山慈菇150g，皂角刺150g，土鳖虫100g，桃仁100g，红花60g，赤芍100g，郁金60g，蜣螂100g，琥珀屑30g（冲服），桂枝120g，附子60g，山茱萸200g，丹皮100g，生地120g，人参须150g，北沙参150g，麦冬100g，五味子60g，研末，过1箩，口服，3次/d，9克/次，温开水冲服，3月后家属诉患者诸症消失，时至今日，患者生活仍可自理。

按语：前列腺癌是老年男性常见肿瘤。高龄者痰瘀与气虚、阳虚常并存，小子参芪汤重在气虚，前列康合剂、王叶合剂意在痰瘀，诸症改善后，加用桂附八味丸、兰州方长期服用，体现肿瘤使正固本之治疗大法，效果显著，意义深远。

七、古今各家学说荟萃

《素问·气厥论》："胞热移于膀胱，则癃溺血。"

《灵枢·本输篇》说："三焦……实则闭癃，虚则遗溺。"

《金匮要略》："淋之为病，小便如粟状，小腹弦急，痛引脐中。"

《诸病源候论·诸淋病候》指出"诸淋者，由肾虚而膀胱热故也""劳淋者，谓劳伤肾气而生热成淋也"。

《丹溪心法》："尿血，痛者为淋，不痛者为尿血""血淋一证，须看血色奋冷热。色鲜者，心、小肠实热；色瘀者，肾、膀胱虚冷"。

《景岳全书》："脾肾不足及虚弱失调之人，多有积聚之病。"

刘嘉湘主张："养正除积"，肿瘤患者多为本虚标实之体，尤其是晚期患者，常有脾肾两虚之象，而"脾肾不足及虚弱失调之人多有积聚之病"。正气虚损不仅是肿瘤发生的根本原因，而且也是肿瘤发展变化的关键，注重健脾补肾，治病求本，审证求因，调整阴阳；调理脾胃，重视后天，同时还要根据肿瘤不同阶段和病理变化配合祛邪药物，方可获得满意疗效。

凌耀星："中晚期肿瘤患者多为虚数夹杂，尤其在放化疗之后，既有热毒蕴结的症状，又有脾胃受损的表现。肾主骨，伴有骨转移的患者，可治以补肾益髓。"

李辅仁："前列腺癌的整个疾病过程，以肾气亏虚为本，在本虚的基础上，夹杂有其他的变证，因此，前列腺癌的治疗离不开补肾固元，调整阴阳，创补元调和汤治疗前列腺癌双侧睾丸切除术后机体内分泌失调主症。"

第十五章　卵巢恶性肿瘤

一、解剖生理及病理

（一）解剖生理

卵巢是女性性腺器官，能产生卵细胞和分泌女性性腺激素。在成年妇女，卵巢大小约4cm×3cm×1cm，扁椭圆，实质形。两个卵巢分别位于子宫两侧的后下方，以卵巢系膜连接于阔韧带后叶，以卵巢固有韧带与子宫相连，并以骨盆悬韧带连于盆腔。卵巢表面无腹膜，覆盖单层立方上皮，其下为卵巢白膜组织，内为卵巢皮质，含大量始基卵泡，中心为髓质，无卵泡，含血管、神经、淋巴管等。主要生理功能：生殖功能：产生卵子并排卵；卵泡发育：排卵；卵泡周期：卵泡的发育及成熟、排卵、黄体的生成及退化；内分泌功能：分泌女性激素。

（二）病理：

（1）上皮性肿瘤：包括浆液性肿瘤、黏液性肿瘤、子宫内膜样肿瘤、透明细胞（中肾样）肿瘤、移行细胞瘤（勃勒纳瘤）、混合性上皮肿瘤、未分化癌及未分类的上皮性肿瘤等。

（2）索间质肿瘤：包括颗粒细胞 - 间质细胞肿瘤（含颗粒细胞瘤、泡膜细胞瘤 - 纤维瘤、硬化性间质瘤）、支持细胞 - 间质细胞肿瘤（睾丸母细胞瘤）、两性母细胞瘤、环管状性索瘤、脂质细胞瘤（类固醇细胞瘤）及不能分类的性索间质肿瘤等。

（3）生殖细胞肿瘤：包括无性细胞瘤、卵黄囊瘤（内胚窦瘤）、胚胎癌、绒毛膜上皮癌、畸胎瘤、多胚瘤、单胚层高度特异型（卵巢甲状腺肿、类癌等）及混合性生殖细胞肿瘤等。

（4）生殖细胞 - 性索 - 间质肿瘤。

（5）未确定细胞类型的肿瘤：包括小细胞癌、肝细胞样癌及可能来源于午非管的卵巢肿瘤。

（6）非卵巢特异性软组织肿瘤。

（7）卵巢网肿瘤。

（8）间皮细胞瘤。

（9）恶性淋巴瘤。

（10）继发性（转移性）肿瘤。

（11）未分化肿瘤。

（12）瘤样病变。

二、诊断及治疗

（一）临床诊断

1. 早期卵巢癌

无明显的症状与体征，盆腔检查可发现附件包块。

2. 晚期卵巢癌

进行性腹胀及腹部隆起常提示腹水存在。当盆腔肿块压迫膀胱或直肠时可出现相应症状。大量胸腔积液的患者可出现呼吸困难,胸腔积液以右侧多见。部分患者有异常阴道出血。盆腔可扪及肿块,但必须注意有少数卵巢癌患者可呈现正常大小的卵巢。

影像学检查:B 超、CT、MRI 检查可提供肿瘤的部位、大小和周围组织关系、性质和范围等。血清肿瘤标记物检测:① CA125:约 80% 的晚期上皮性卵巢癌 CA125 升高（>35 U/mD,但在 I 期卵巢癌 50% 升高。故早期诊断其敏感性有限。在健康妇女、良性疾病（如子宫内膜异位症、肝脏疾病、膜腺炎、腹膜炎等）和其他恶性肿瘤（如子宫内膜腺癌、胆道肿瘤、肝癌、膜腺 、乳腺癌、结肠癌等） CA125 也可升高, 故特异性不强。但是, CA125 在上皮性卵巢癌监测复发中有极高价值。②甲胎蛋白（AFP）:卵巢内胚窦瘤 AFP 明显升高, 胚胎性癌也可升高, 少数未成熟畸胎瘤和混合性生殖细胞瘤可轻度升高, AFP 是内胚窦瘤随访监测的重要指标。③绒毛膜促性腺激素（HCG）:卵巢绒癌和部分胚胎性癌 HCG 明显升高。少数混合性无性细胞瘤（含绒癌成分）也可轻度升高。HCG 在卵巢绒癌随访中有重要价值。④乳酸脱氢酶（LDH）:LDH 在无性细胞瘤可显著升高。此外, 在转移性卵巢癌中也可明显升高。⑤碱性磷酸酶（ALP）:ALP 中的胎盘碱性磷酸酶（PALP）水平在卵巢癌尤其是浆液性癌中升高较明显, 阳性率可达 80%。⑥癌胚抗原（CEA）:缺乏特异性, 在多种癌患者中可测到。卵巢黏液性癌和透明细胞癌中 CEA 检出率明显高于浆液性癌。⑦ CA19-9:特异性较差, 在多种癌中可检测到。

其他辅助检查：脱落细胞学、组织学检查等均对诊断有一定帮助。

（二）西医治疗

手术治疗是卵巢癌最有效的治疗方法。上皮性卵巢癌的治疗手段主要是手术及辅助化疗。对于早期患者，精确而全面的分期手术至关重要。不仅要依靠分期手术来判断疾病发展的程度，而且是决定术后是否行辅助治疗的关键所在。对于晚期患者，在切除全子宫双附件及大网膜的同时，行肿瘤细胞减灭术。

（1）化学疗法：卵巢癌的化疗有联合化疗、单药化疗以及腹腔化疗，其中腹腔化疗以铂类或紫杉醇联合者较多。放疗方案多以卡铂、紫杉醇、多西他赛、吉西他滨、拓扑替康、托泊替康、依托泊苷片、脂质体多柔比星等组成的方案为主。

（2）分子靶向治疗：主要以 PAPRP 抑制剂和抗血管生成药物为主：奥拉帕利、尼拉帕利、卢卡帕利和贝伐珠单抗。

（3）介入治疗：卵巢癌介入治疗，主要针对不能手术切除或者术后复发患者，介入治疗主要包括动脉内灌注化疗术（包括化疗药盒植入术）以及动脉栓塞术。

三、裴正学教授思维方法

裴正学教授认为：卵巢癌的发生，正气亏虚、脏腑虚弱是本，七情郁结、肝木乘土、痰湿瘀阻、气滞血瘀为标。大多数患者或因虚致实，或虚实夹杂，各不相同。虚证可见肝肾阴虚，脾肾阴虚，中气不足，气阴两虚等；实证可见肝郁气滞，痰湿瘀阻，湿热蕴结等。该病的主要病机为脏腑气血亏损，冲任失调，经络不通，气血瘀阻。患者正气本虚，且于手术、放化疗后更甚，气虚不行，从而导致气机郁滞，血脉不通形成血瘀；妇科肿瘤本身为瘀，瘀又阻滞气机。因此由虚而瘀，又因瘀致虚，互为因果，导致卵巢癌的发生发展。瘀血是贯穿妇科疾病始终的一个重要因素，故在卵巢癌的治疗中，扶正固本为根本大法，兼以活血化瘀，并用清热解毒、利湿、散结之法。恶性肿瘤虽以"正虚"为本，但在大部分情况下"邪实"仍是主要矛盾。"急则治其标"是治疗的必要手段。手术可以直接切除病灶，放疗、化疗虽然不能彻底治愈恶性肿瘤，但直接杀伤或抑制癌细胞，在解决癌症标实方面具有优势。中药扶正固本既可以加强放、化疗的效果，又可以消除放、化疗的毒副作用。中西医结合治疗，充分体现了"扶正祛邪"的原则。

四、中医辨证分型及方药

1. 气血瘀滞

证见：腹部包块坚硬固定，伴有腹胀，或面色晦暗无华，或形体消瘦，或伴有肌肤甲错，神疲乏力，口苦咽干，烦躁易怒，二便不畅。舌有瘀斑及暗紫，脉细、涩或细弦。宜行气活血，消积。

方药：山夏五消二合剂、桂枝茯苓丸化裁：山慈菇15g，夏枯草15g，五灵脂6g，蒲黄6g，浙贝母15g，玄参15g，生牡蛎30g（先煎），三棱10g，莪术15g，元胡10g，川楝子

12g，桂枝 10g，丹皮 10g，生芪 30g，茯苓 12g，丹参 10g。水煎服，每日 1 剂。加减：热毒较甚加抗癌五味消毒饮；腹水多者加车前子、大腹皮、泽泻；腹胀痛甚者加乌药、木香、香附、大腹皮、枳实、郁金、桃仁、赤芍。

2. 湿热壅滞

证见：胃脘胀满，时有恶心，腹部肿块，伴有腹部胀痛，或伴有腹水，身困乏力，心烦发热，胃纳呆滞，口干苦而不欲饮，白带多绵绵色黄，不规则阴道出血，大便干燥，尿黄灼热，舌苔厚腻，脉弦滑或滑数。宜健脾利湿，清热解毒。

方药：龙胆泻肝汤、导水茯苓汤、抗癌五味消毒饮加减：龙胆草 15g，大黄 5g，枳实 9g，黄连 3g，黄芩 9g，陈皮 9g，茯苓 10g，猪苓 10g，泽泻 10g，麦冬 10g，紫苏叶 10g，木瓜 10g，槟榔 10g，大腹皮 15g，木香 6g，半枝莲 30g，白花蛇舌草 30g，夏枯草 15g，草河车 15g，虎杖 15g，仙鹤草 30g。水煎服，每日 1 剂。加减：腹水甚者，亦可加实脾饮；肿块坚硬加抗癌四对、消瘰丸；腹部胀痛加元胡、川楝子、香附、郁金。阴道流血多者，加五炭汤（陈棕炭、丹皮炭、大蓟炭、薄荷炭、刺猬炭）。

3. 肝肾阴虚

证见：头晕目眩，腰膝酸软，四肢无力，精神疲惫，月经不调，口干咽燥，胃脘胀满，纳呆乏力，五心烦热。舌红少津，脉细弦数。宜滋补肝肾，散结。

方药：六味地黄丸、膈下逐瘀汤化裁：生地 12g，怀山药 12g，山茱萸 9g，丹皮 9g，女贞子 12g，当归 9g，川芎

9g，赤芍 9g，香附 9g，桃仁 9g，枸杞 12g，茯苓 12g，补骨脂 12g，熟地 12 g，夏枯草 15g，生牡蛎 30g（先煎）。水煎服，每日 1 剂。

4. 气血两虚

证见：面色苍白，神疲乏力，四肢酸软无力，面色不华，月经闭止，头晕目眩，或自汗盗汗，口干咽燥，纳呆乏力，口干苦而不欲饮，舌质淡，苔薄白，脉细。宜健脾益气，养血扶正。

方药：兰州方加味：党参 15g，人参须 15g，太子参 15g，北沙参 15g，生地 12g，山药 10g，山荥萸 30g，桂枝 10g，白芍 10g，生姜 6g，甘草 6g，大枣 4 枚，浮小麦 30g，麦冬 10g，五味子 3g。水煎服，每日 1 剂。

上述四个分型概括了不同发展阶段的卵巢癌临床表现，所提供方药仅适应于各个阶段的对症治疗，中药在卵巢癌治疗中，配合放疗、化疗、介入治疗等方面具有显著意义，采用中药扶正固本方药不仅能减少放疗化疗、介入治疗等的毒副作用，同时能增强其治疗效果。从上可以看出，山夏五消二合剂、桂枝茯苓丸、龙胆泻肝汤、导水茯苓汤、抗癌五味消毒饮、实脾饮、抗癌四对、消瘰丸、六味地黄丸、膈下逐瘀汤等均是裴正学教授在辨证施治下常用的方剂。其中山夏五消二合剂由山慈菇 15g，夏枯草 15g，五灵脂 6g，蒲黄 6g，浙贝母 15g，玄参 15g，生牡蛎 30g（先煎），三棱 10g，莪术 15g，元胡 10g，川楝子 12g组成。

五、裴正学教授卵巢癌用方解析

基础方：桂枝茯苓丸，出自《金匮要略》，"治妇人宿有症痼害，合并妊娠漏下不止"。由桂枝、茯苓、桃仁、丹皮、赤芍各 9g 组成。本方桂枝温经散寒，活血通络；茯苓益气养心，能利腰脐间血；丹皮、桃仁、芍药活血化瘀，芍药并能养血和营。

逍遥散：出自《太平惠民和剂局方》，当归 10g，白芍 10g，柴胡 10g，茯苓 12g，白术 15g，煨姜 5g，薄荷 6g，甘草 10g，为肝郁血虚、脾失健运之证而设。肝为藏血之脏，性喜条达而主疏泄，体阴用阳。若七情郁结，肝失调达，或阴血暗耗，或生化之源不足，肝体失养，皆可使肝气横逆，胁痛，寒热，头痛，目眩等证随之而起。"神者，水谷之精气也"（《灵枢·平人绝谷篇》）。神疲食少，是脾虚运化无力之故。脾虚气弱则统血无权，肝郁血虚则疏泄不利，所以月经不调，乳房胀痛。此时疏肝解郁，固然是当务之急，而养血柔肝，亦是不可偏废之法。本方既有柴胡疏肝解郁，使肝气得以调达，为君药；当归甘辛苦温，养血和血；白芍酸苦微寒，养血敛阴，柔肝缓急，为臣药。白术、茯苓健脾去湿，使运化有权，气血有源，炙甘草益气补中，缓肝之急，为佐药。用法中加入薄荷少许，疏散郁遏之气，透达肝经郁热；煨姜温胃和中，为使药。

温经汤：出自《金匮要略》，吴茱萸 10g，桂枝 10g，川芎 10g，当归 10g，白芍 10g，丹皮 10g，生姜 6g，半夏 6g，麦冬 10g，人参 15g，阿胶 6g（烊化），甘草 6g。阿胶本方证因冲任虚寒、瘀血阻滞所致。冲为血海，任主胞胎，二脉皆起于胞宫，循行于少腹，与经、产关系密切。冲任虚寒，血凝气滞，故少腹里急、腹满、月经不调甚或久不受孕；若瘀血阻滞，血不循经，加之冲任不固，则月经先期或一月再行，甚或崩中漏下；若寒凝血瘀，经脉不畅，则致痛经；瘀血不去，新血不生，不能濡润，故唇口干燥；至于傍晚发热、手心烦热为阴血耗损，虚热内生之象。本方证虽属瘀、寒、虚、热错杂，然以冲任虚寒、瘀血阻滞为主，治当温经散寒，祛瘀养血，兼清虚热之法。方中吴茱萸、桂枝温经散寒，通利血脉，其中吴茱萸功擅散寒止痛，桂枝长于温通血脉，共为君药。当归、川芎活血祛瘀，养血调经；丹皮既助诸药活血散瘀，又能清血分虚热，共为臣药。阿胶甘平，养血止血，滋阴润燥；白芍酸苦微寒，养血敛阴，柔肝止痛；麦冬甘苦微寒，养阴清热，三药合用，养血调肝，滋阴润燥，且清虚热，并制吴茱萸、桂枝之温燥。人参、甘草益气健脾，以资生化之源，阳生阴长，气旺血充；半夏、生姜辛开散结，通降胃气，以助祛瘀调经；其中生姜又温胃气以助生化，且助吴茱萸、桂枝以温经散寒，以上均为佐药。甘草尚能调和诸药，兼为使药。诸药合用，共奏温经散寒，养血祛瘀之功。

桃红四物汤：出自《医宗金鉴》，桃仁 10g，红花 10g，熟地 12g，当归 10g，川芎 10g，白芍 10g。本方以祛瘀为核心，辅以养血、行气。方中以强劲的破血之品桃仁、红花为主，力主活血化瘀；以甘温之熟地、当归滋阴补肝、养血调经；芍药养血和营，以增补血之力；川芎活血行气、调畅气血，以助活血之功。全方配伍得当，使瘀血祛、新血生、气机畅，化瘀生新是该方的显著特点。

六、裴正学教授临床病案举例

刘某，女，53 岁，2009 年 3 月 5 日初诊。主诉：卵巢癌化疗 1 周期，现病史：患者 1 月前在甘肃省人民医院确诊为卵巢癌（腺癌），因病情已到晚期，不能行手术治疗，用 TP 方案化疗 1 周期，现小腹胀满、疼痛，气短乏力，食欲不振，发热汗出，大便干结，小便黄少，舌淡苔厚腻，脉沉细滑。腹部超声检查提示：右侧卵巢占位性病变、大量腹水。结合病史资料及检查结果。

【西医诊断】卵巢癌（腺癌）。

【中医辨证】脾肾两虚，湿痰瘀阻，兼有郁热。

【处方】兰州方核心、抗癌四对、桂枝茯苓丸加味：北沙参 15g，潞党参 15g，人参须 15g，太子参 15g，生地黄 12g，山茱萸 30g，柴胡 10g，白芍 10g，枳实 10g，大黄 10g（后下），黄连 6g，黄芩 10g，木香 6g，桂枝 10g，茯苓 12g，桃仁 10g，丹皮 6g，三棱 10g，莪术 10g，海藻 10g，昆布 10g，大腹皮 15g，葫芦皮 15g，车前子 15g，甘草 6g。7 剂，水煎服，两日 1 剂。并给予中成药：古圣 2 号 2 瓶，用法：2 粒，口服，一日 3 次，升血颗粒 60 包，用法：1 包，口服，一日 2 次。

2009 年 3 月 12 日二诊：患者自述服药后无小腹胀满、疼痛，发热出汗明显减轻，大便一日两次，小便较多，仍疲乏短气，纳差食少，舌淡苔薄黄，脉沉细弦滑。热势虽减，痰瘀未除，正气未复，仍以前方加减：北沙参 15g，潞党参 15g，人参须 15g，太子参 15g，生地黄 12g，山茱萸 30g，槟榔 10g，木香 6g，桂枝 10g，茯苓 12g，桃仁 10g，丹皮 6g，三棱 15g，莪术 15g，海藻 15g，昆布 15g，山慈菇 15g，夏枯草 15g，汉三七 3g（分冲）、水蛭 10g（分冲），大腹皮 15g，葫芦皮 15g，车前子 15g，甘草 6g。10 剂，水煎服，三日 2 剂。

2009 年 4 月 15 日三诊，患者自述服用前方效果较好，因挂号困难，10 剂服完，又续取 10 剂，前后服药 1 月。现腹胀较前进一步减轻，纳食增加，疲乏气短好转，已无发热出汗，二便正常，舌淡苔薄白，脉沉细弱。复查 B 超：肿块略缩小，腹水少量。PET–CT 检查未发现远处转移。调整处方，山夏五消二合剂、桂枝茯苓丸化裁：山慈菇 15g，夏枯草 15g，五灵脂 6g，蒲黄 6g，浙贝母 15g，玄参 15g，生牡蛎 30g（先煎），三棱 10g，莪术 15g，元胡 10g，川楝子 12g，桂枝 10g，丹皮 10g，生芪 30g，茯苓 12g，丹参 10g。10 剂，两日 1 剂。给予中成药：古圣 2 号 2 瓶，用法：1 粒，口服，一日 3 次。升血颗粒 60 包，用法：1 包，口服，一日 2 次。此后数诊，治疗均以扶正祛邪为原则，多以前方加减进退，病情逐渐改善。2012 年 5 月患者因脑转移治疗无效而去世。

七、古今各家学说荟萃

《灵枢经·水胀篇》："寒气客于肠外，与卫气相搏，气不得营，因有所系，癖而内著，恶气乃起，瘜肉乃生。其始生也，大如鸡卵，稍以益大，至其成，如怀子状，久者离岁，按之则坚，推之则移，月事以时下，此其候也。"

《诸病源候论》指出："若积引岁月，人皆柴瘦，腹转大，遂致死。"

《景岳全书·妇人规》曰："瘀血流滞作症，唯妇人有之，其证则或由经期、或由产后，凡内伤生冷，或外受风寒，或恚怒伤肝，气逆而血留，或忧思伤脾，气虚而血滞，或积劳积弱，气弱而不行总由血动之时，余血未净，而一有所逆，则留滞日积，而渐成症矣。"

《校注妇人良方·食症方论》："……若形气虚弱，须先补脾胃为主，而佐以消导；若形气充实，当先疏导为主，而佐以补脾胃。"

孙秉严：卵巢癌的治疗要处理好扶正与祛邪的关系，标本的关系在不同年龄期又有不同，不同年龄期的妇女在扶正方面各有侧重。青壮年期，女子生理上以先天肾为本，扶正应以补肾为主，六味地黄汤为基本方；中年期，由于工作和家庭负担都重，且近更年期，性情多急躁，扶正应以疏肝和血为主，逍遥散为基本方；老年期，妇女在生理上以后天脾胃为本，扶正应以补脾为主，以归脾汤为主。

庞泮池：根据辨证与辨病相结合的原则从整体上来认识疾病的本质，认为卵巢癌是全身属虚，局部属实的疾病，卵巢癌的发生发展是一个正虚邪实的过程，是一种消耗性疾病，所以扶正固本是其重要的治疗原则。

第十六章　子宫颈癌

一、解剖生理及病理

（一）解剖生理

子宫颈为一圆柱形组织，长 2.5 ~ 3cm，分为子宫颈阴道部及宫颈管部，其向上与子宫体相接，向下与阴道穹隆相连。子宫颈由纤维组织、血管、平滑肌组成，质韧。阴道部表面为复层鳞状上皮覆盖，宫颈管黏膜为高柱状上皮，有黏液腺分泌少量碱性液体形成黏液栓堵塞颈管，可防止细菌入侵。鳞、柱状上皮相交于宫颈口，交界处又称移行带，为肿瘤好发部位，在新生儿及生育期，由于雌激素水平高，移行带向外推移。而在发育期及经后期，移行带退缩至宫颈外口以内。子宫颈依靠两侧主韧带，向后的子宫骶骨韧带及向前的膀胱宫颈韧带固定于真骨盆腔内。宫颈生理：转化区为原始鳞柱交接与生理性鳞柱交接之间的区域；宫颈具有多种防御功能，是阻止病原菌进入上生殖道的重要防线；育龄期妇女的子宫颈内隐窝每日分泌 20 ~ 60mg 黏液；宫颈腺体分泌的黏液对于生殖有重要意义，可为精子提供合适的碱性环境，黏蛋白纤维网眼的大小可筛选精子，阻止精子在排卵期进入宫腔，宫颈黏液中的葡萄糖可为精子提供能量，黏液栓在妊娠时可保护宫腔免受感染。

（二）病理

宫颈浸润癌：宫颈癌大多发生于鳞状上皮和柱状上皮交界的移行区，由于老年人移行区上移至宫颈管内，因此大多数老年人的癌位于宫颈管内。宫颈浸润癌的主要病理类型为鳞状细胞癌、腺癌和未分化癌。

（1）宫颈鳞癌：最常见约占70%。

组织学形态：根据分化程度分为3级。

鳞状细胞癌Ⅰ级（高分化鳞癌），大细胞，有明显的角化珠形成，可见细胞桥，瘤细胞异型性较轻，核分裂较少。

鳞状细胞癌Ⅱ级（中分化鳞癌），大细胞，有少量或无角化珠，细胞桥不明显，细胞异型性明显，核分裂较多见。

鳞状细胞癌Ⅲ级（低分化鳞癌），大细胞或小细胞，无角化珠形成，无细胞桥，细胞异型性和核分裂多见。

大体形态：根据肿瘤的生长方式分4型。

糜烂型：肉眼看不到肿瘤，表面糜烂样。

结节型：肿瘤自宫颈外口向宫颈表面形成团块状结节，属外生性肿瘤。

菜花型：肿瘤生长像菜花样自宫颈向阴道内生长，属外生性肿瘤。

溃疡型：肿瘤自宫颈向宫腔内呈侵蚀性生长，形成溃疡和空洞，属内生性肿瘤。

（2）宫颈腺癌：近年来有上升趋势，约占20%，包括有宫颈黏液性腺癌、子宫内膜样腺癌、透明细胞癌、宫颈浆液性乳头状腺癌、未分化腺癌、宫颈腺鳞癌等。腺癌较多发生在颈管内，肿瘤细胞具有腺上皮细胞特征，形成腺状结构，浸润间质。

宫颈腺癌来自宫颈管并浸润颈管壁，可有多种大体形态，可向内生长，颈管扩大使整个宫颈增大呈"桶状宫颈"，质硬而表面光滑或轻度糜烂；向外生长者可呈息肉状、结节状、乳头状或蕈样团状。

二、诊断及治疗

（一）临床诊断

依据病史、症状、体征结合相关理化检查易于诊断。患者不规则阴道出血，尤其是接触性出血（即性生活后或妇科检查后出血）和绝经后阴道出血；阴道分泌物增多，同时伴尿频、尿急，肛门坠胀、秘结，下肢肿痛、坐骨神经痛，肾盂积水，肾功能衰竭、尿毒症等，借助超声、CT、MRI、肿瘤标记物及病检可予以诊断。

（1）阴道出血：不规则阴道出血，尤其是接触性出血（即性生活后或妇科检查后出血）和绝经后阴道出血是宫颈癌患者的主要症状。菜花状宫颈癌出血现象较早，出血量较多。

（2）阴道分泌物增多：白色稀薄，水样、米泔样或血性，有腥臭味。当癌组织破溃感染时，分泌物可为脓性，伴恶臭。

（3）晚期表现：由于癌肿的浸润、转移，可出现相应部位乃至全身的症状。如尿频、尿急，肛门坠胀、秘结、下肢肿痛、坐骨神经痛、肾盂积水、肾功能衰竭、尿毒症等，最终致全身衰竭。

阴道细胞学检查

多年临床实践证明，阴道细胞学检查是发现早期宫颈癌的一个很有价值的方法；阴道镜检查：一般能放大 10 ~ 40 倍，对宫颈表面上皮和血管进行观察，可提高阴道细胞学和活检的诊断准确性；宫颈活体组织检查：活组织病理检查是诊断子宫颈癌最可靠的依据；影像学检查：CT 因组织特异性不高，无法判断肿瘤在宫颈内的浸润深度，对早期宫旁侵犯的肿瘤组织又无法与炎症、血管、神经、淋巴组织及纤维化组织区别，导致对宫旁侵犯判断的假阳性率升高，准确性下降。MRI 具有多序列成像，在盆腔内的各个器官间、器官与组织间、器官内部因信号的差异可出现良好的层次。MRI 在对宫颈癌进行准确分期的同时，对放射治疗中和治疗后射线对肿瘤组织及射野内正常组织器官的损伤情况均可显示。因此，目前对于宫颈癌治疗前的检查，多建议行盆腔 MRI 检查辅助临床检查进行分期，以选择合适的治疗手段。而在盆腔肿瘤适形调强放射治疗上，由于 CT 图像的局限性，故建议采取盆腔 CT 和 MRI 图像的融合技术，以提高对治疗靶区勾画的精确性。

（二）西医治疗

宫颈癌的治疗可有外科手术治疗、化疗、放疗及免疫治疗等。一旦诊断确立，应及早争取根治手术，放射治疗的优点是适应证广、疗效高，即使不能根治也能有良好的姑息作用，可减轻症状、延长生命。化学治疗是全身性的治疗方法，适用于治疗晚期病例。化学治疗可与手术治疗、放射治疗联合应用，也可用于治疗复发癌。

（1）放射治疗：放射治疗是宫颈癌根治性治疗手段之一，可用于宫颈癌 I ~ Ⅳ 期的治疗，主要用于 ⅡB ~ Ⅳ 期的患者。

（2）化学药物治疗：紫杉醇、多西紫杉醇、顺铂、拓扑替康、卡铂等组成的方案可用于宫颈癌术前、术后的治疗。

（3）靶向及免疫治疗：抗血管生成药物贝伐珠单抗已被 FDA 批准用于晚期宫颈癌的治疗；帕博丽珠单抗亦被 FDA 批准用于化疗期间及化疗后进展的 PD-L1 阳性的宫颈癌患者。

（4）介入治疗：髂内动脉或子宫动脉灌注化疗栓塞术亦可作为一种治疗选择。

三、裴正学教授思维方法

裴正学教授认为：宫颈癌的发生是多种因素的综合结果。七情所伤，肝郁气滞，怒伤肝，忧思伤脾，疏泄失常，五脏气血乖逆，而瘀滞；冲任损伤，肝、脾、肾诸脏虚损为内因，肝藏血，心主疏泄，疏泄失职带漏淋漓。肝肾阴虚，虚火妄动，崩漏而生；外受湿热，或湿郁化热，或积冷结气、血寒伤络、瘀阻胞络所致。也可因先天肾气不足，或后天损伤肾气，导致肾虚而影响冲任功能。故本病病机以正虚冲任失调为本，湿热瘀毒聚合而成。治则以疏肝理气、养血调经，活血化瘀，调补冲任，填补奇经，补益脾肾以治本。

四、中医辨证分型及方药

1.肝郁气滞

证见：阴道不规则出血，有时夹有瘀块，少腹胀痛，胸部胀满，两肋作痛，情绪郁闷或心烦易怒，心悸失眠，口苦咽干，舌质稍暗，苔薄白，脉弦细。治宜疏肝解郁，理气散结。

方药：丹栀逍遥散、桂枝茯苓丸加减：丹皮 9g，栀子 12g，当归 15g，赤芍 15g，白芍 15g，柴胡 15g，白术 12g，茯苓 12g，白花蛇舌草 30g，桂枝 12g，甘草 6g。水煎服，一日 1 剂。加减：瘀血块多者，加蒲黄 10g、五灵脂 10g；少腹胀痛甚者，加复方川草乌合剂；大便秘结者，加郁李仁 15g、火麻仁 15g 或大黄 6g。

2.湿热壅滞

证见：阴道排液量较多，色如米泔或黄赤相兼，质地黏稠，气味臭秽难闻，有时夹有瘀血块及腐肉，伴有少腹胀痛，身重体倦，脘闷纳呆，舌质暗或偏暗，苔白厚腻，脉弦数或弦滑。治宜清热利湿，化瘀解毒。

方药：易黄汤、龙胆泻肝汤、四妙散、抗癌五味消毒饮加减：苍术 10g，土茯苓 30g，黄柏 15g，败酱草 30g，牛膝 9g，蒲公英 30g，车前草 30g，赤芍 15g，苦参 15g，薏苡仁 30g，白花蛇舌草 30g，半枝莲 30g，夏枯草 15g，虎杖 15g，草河车 15g，生龙骨 15g（先煎），生牡蛎 15g，甘草 6g。水煎服，一日 1 剂。加减：若阴道出血量多者，加五炭汤（陈棕炭、丹皮炭、大蓟炭、薄荷炭、刺猬炭）；腰痛甚者，加川续断 15g、杜仲

15g；纳呆食少者，加生山楂 15g、神曲 15g、鸡内金 15g。

3. 瘀血内阻

证见：阴道可有不规则出血，带下赤白夹杂伴有恶臭，少腹固定性疼痛连及腰脊部，面色晦暗，精神狂躁，舌质紫暗或有瘀斑、瘀点，脉沉细或涩。治宜：活血化瘀，软坚散结。

方药：少腹逐瘀汤、抗癌四对加减：当归 15g，赤芍 12g，白芍 12g，川芎 6g，五灵脂 9g，小茴香 6g，蒲黄 6g（包），制没药 9g，元胡 10g，川楝子 20g 肉桂 3g（后下），干姜 3g，土茯苓 30g，三棱 10g，莪术 10g，海藻 15g，昆布 12g，苦参 15g，夏枯草 30g。水煎服，一日 1 剂。加减：阴道流血多者，加五炭汤（陈棕炭、丹皮炭、大蓟炭、薄荷炭、刺猬炭）；少腹胀痛甚者，加复方川草乌合剂；大便秘结者，加肉苁蓉 30g、当归 30g。

4. 肝脾肾亏虚

证见：阴道有不规则出血，带下量多，黄白相间，或白带清稀，伴有头晕耳鸣，五心烦热，夜寐不安，腰膝酸痛，口渴，盗汗，便秘尿赤，或伴神疲乏力，面色㿠白，畏风怕冷，腰膝冷痛，舌质嫩红，脉弦细。治宜：健脾补肾，滋阴潜阳。

方药：阴虚明显者，知柏地黄汤加减：黄柏 9g，知母 12g，生地 15g，山茱萸 30g，淮山药 30g，泽泻 15g，丹皮 12g，女贞子 15g，旱莲草 30g，大蓟 15g，小蓟 15g，半枝莲 15g。水煎服，一日 1 剂。阳虚明显者桂附八味丸加减：党参 15g，白术 15g，附子 9g，肉桂 6g，山茱萸 30g，淮山药 30g，泽泻 15g，丹皮 6g，菟丝子 15g，炒薏苡仁 30g，茯苓 30g，

炙黄芪 30g，杜仲 15g，川续断 15g。水煎服，一日 1 剂。随
证加减:阴道流血多者，加五炭汤（陈棕炭、丹皮炭、大蓟炭、
薄荷炭、刺猬炭）；盗汗多者，加当归六黄汤、地骨皮 30g，
生鳖甲 30g（先煎）、生牡蛎 20g（先煎）；大便秘结者，加肉
苁蓉 30g、当归 30g；小腹坠痛甚者，加复方川草乌合剂、升
麻 6g、柴胡 15g。大便溏泻者，加补骨脂 15g、肉豆蔻 15g、
乌梅 15g。

5. 虚寒凝滞

证见:面色苍白无华，或面色黧黑，神疲乏力，形体消瘦，
畏寒肢冷，月经闭止，小腹肿物隆起或隐隐作痛，有阴道不
规则出血，血色清稀，头晕目眩，舌淡苔白，脉弦紧或弦细。
治宜:温经散寒，行滞化湿，健脾和胃。

方药:桂枝茯苓丸、温经汤、当归四逆汤加减:桂枝
10g，茯苓 15g，丹皮 10g，桃仁 10g，莪术 10g，吴茱萸 9g，
当归 10g，川芎 6g，人参（另煎）10g，半夏 10g，白术 15g，
枳壳 15g，黄芪 15g，赤芍 15g，山慈菇 15g，陈皮 12g，柴胡
12g，干姜 6g，甘草 6g。加减:小腹坠痛甚者，加复方川草
乌合剂、升麻 6g、柴胡 15g;出血量多者，加五炭汤（陈棕炭、
丹皮炭、大蓟炭、薄荷炭、刺猬炭）。

上述五型概括了不同发展阶段的宫颈癌临床表现，所提
供方药仅适应于各个阶段的对症治疗。中药在宫颈癌治疗中，
配合放疗化疗、介入治疗等方面具有显著意义，采用中药扶
正固本方药不仅能减少放化疗、介入治疗等的毒副作用，同
时能增强其治疗效果。在这方面兰州方具有较好疗效。从上

述可以看出，丹栀逍遥散、桂枝茯苓丸、易黄汤、龙胆泻肝汤、四妙散、抗癌五味消毒饮、少腹逐瘀汤、抗癌四对、知柏地黄汤、桂附八味丸、温经汤、当归四逆汤、复方川草乌合剂、五炭汤等均是裴正学教授在辨证施治下常用方剂。

五、裴正学教授宫颈癌用方解析

基础方：桂枝茯苓丸，出自《金匮要略》，"治妇人宿有症瘕害，合并妊娠漏下不止"。由桂枝、茯苓、桃仁、丹皮、赤芍各 9 克组成。本方桂枝温经散寒，活血通络；茯苓益气养心，能利腰脐间血；丹皮、桃仁、芍药活血化瘀，芍药能养血和营。

丹栀逍遥丸：出自《太平惠民和剂局方》，牡丹皮 6g，栀子 10g，柴胡 10g，白芍 10g，当归 10g，白术 15g，茯苓 10g，薄荷 3g，煨姜 6g，甘草 6g。本方疏肝解郁，清热调经。用于肝郁化火，胸胁胀痛，烦闷急躁，颊赤口干，食欲不振或有潮热，以及妇女月经先期，经行不畅，乳房与少腹胀痛。

桃红四物汤：出自《医宗金鉴》，当归、熟地、川芎、白芍、桃仁、红花各 10 克。桃红四物汤以祛瘀为核心，辅以养血、行气。方中以强劲的破血之品桃仁、红花为主，力主活血化瘀；以甘温之熟地、当归滋阴补肝、养血调经；芍药养血和营，以增补血之力；川芎活血行气、调畅气血，以助活血之功。全方配伍得当，使瘀血祛、新血生、气机畅，化瘀生新是该方的显著特点。

温经汤：出自《金匮要略》，本方证因冲任虚寒，瘀血阻滞所致。冲为血海，任主胞胎，二脉皆起于胞宫，循行于少腹，与经、产关系密切。冲任虚寒，血凝气滞，故少腹里急、腹满、月经不调甚或久不受孕；若瘀血阻滞，血不循经，加之冲任不固，则月经先期或一月再行，甚或崩中漏下；若寒凝血瘀，经脉不畅，则致痛经；瘀血不去，新血不生，不能濡润，故唇口干燥；至于傍晚发热、手心烦热为阴血耗损，虚热内生之象。本方证虽属瘀、寒、虚、热错杂，然以冲任虚寒，瘀血阻滞为主，治当温经散寒，祛瘀养血，兼清虚热之法。方中吴茱萸、桂枝温经散寒，通利血脉，其中吴茱萸功擅散寒止痛，桂枝长于温通血脉，共为君药。当归、川芎活血祛瘀，养血调经；丹皮既助诸药活血散瘀，又能清血分虚热，共为臣药。阿胶甘平，养血止血，滋阴润燥；白芍酸苦微寒，养血敛阴，柔肝止痛；麦冬甘苦微寒，养阴清热，三药合用，养血调肝，滋阴润燥，且清虚热，并制吴茱萸、桂枝之温燥。人参、甘草益气健脾，以资生化之源，阳生阴长，气旺血充；半夏、生姜辛开散结，通降胃气，以助祛瘀调经，其中生姜又温胃气以助生化，且助吴茱萸、桂枝以温经散寒，以上均为佐药。甘草尚能调和诸药，兼为使药。诸药合用，共奏温经散寒，养血祛瘀之功。

六、裴正学教授临床病案举例

例1：康某，女，45岁，2010年5月3日初诊，主诉：子宫颈癌术后，放化疗后半年，阴道流血3月余。现病史：2009年6月因阴道大量出血，就诊于兰州大学第一医院，经相关检查后确诊为子宫颈癌，行子宫全切术及大网膜、盆腔淋巴结、卵巢清扫术，术中病理报告示：子宫颈腺癌。术后化疗6周期，同时给予盆腔放射治疗。现精神状态不佳，间断性阴道流血，腹痛，腰困疲乏，食欲较差，舌红苔黄厚腻，脉虚滑数。

【西医诊断】子宫颈癌术后放化疗后；盆腔放射病。

【中医诊断】崩漏。证属：湿热壅滞。

【治则】清热利湿，化瘀止血。

【方药】抗癌五味消毒饮、抗癌四对、桂枝茯苓丸、五炭汤加减。处方：白花蛇舌草30g，半枝莲30g，夏枯草15g，虎杖15g，草河车15g，三棱10g，莪术10g，海藻15g，昆布15g，桂枝10g，茯苓15g，丹皮10g，桃仁10g，陈棕炭15g，丹皮炭15g，大蓟炭15g，薄荷炭15g，刺猬炭15g，制乳香6g，制没药6g，元胡10g，川楝子20g。7剂，水煎服，一日1剂。中成药予以：升血颗粒14包，用法：1包，口服，一日2次。

2012年5月10日二诊：患者自述服药后阴道流血明显减少，舌红苔薄白，脉滑略数。药已对证，湿热渐化，效不更方，仍以前方继进14剂。

2012年5月25日三诊：患者述无阴道流血、腹痛，唯觉腰部酸困，纳食较少，疲乏易睡，舌淡红，苔薄白，脉虚弦。湿热以除，转而扶正培本，汤药给予兰州方加味：北沙参15g，潞党参15g，人参须15g，太子参15g，生地黄12g，山茱萸30g，山药10g，麦冬10g，五味子3g，白芍10g，浮小麦30g，桂枝10g，茯苓12g，杜仲10g，怀牛膝15g，桑寄生

10g，川续断 6g，三棱 10g，莪术 10g，海藻 15g，昆布 15g，桂枝 10g，茯苓 15g，丹皮 10g，桃仁 10g，大枣 4 枚，甘草 6g。30 剂，水煎服，一日 1 剂。此后数诊，均以上方为主或合用桂枝茯苓丸或合抗癌五味消毒饮等，均是依证加减，但总不离扶正固本大法。因患者长期坚持治疗，到目前为止尚未见复发病灶。

例 2：刘某，女，53 岁，2012 年 6 月 8 日初诊，主诉：子宫颈癌术后、放化疗后近 2 年，腰骶部疼痛 1 月余。现病史：2010 年 7 月在兰州大学第一医院确诊为子宫颈癌，行子宫次全切术及大网膜、盆腔淋巴结清扫术。术后化疗 6 周期，同时给予放射治疗（内照 5 次、外照 26 次），患者再未行其他治疗。1 月前因腰骶部疼痛，行走困难，体重减轻，遂到兰州大学第一医院复查，结果提示：宫颈癌术后复发。患者疼痛难忍，西医止痛效果不佳，食欲不振，消瘦疲乏，潮热盗汗，夜寐不安，舌红少苔，脉沉细数。

【西医诊断】子宫颈癌术后复发。

【中医诊断】积聚。证属：脾肾气阴两虚、痰瘀阻滞经络证。

【方药】兰州方核心、复方川草乌合剂、抗癌四对加味，处方：北沙参 15g，潞党参 15g，人参须 15g，太子参 15g，生地黄 12g，山茱萸 30g，山药 10g，甘草 6g，木瓜 30g，薏苡仁 30g，川牛膝 15g，威灵仙 10g，三棱 10g，莪术 10g，海藻 15g，昆布 15g，当归 10g，桃仁 10g，红花 6g，川乌 15g（先煎 1h），草乌 15g（先煎 1h）、辽细辛 15g（先煎 1h）、雷公藤 20g（去皮，先煎 1h）、马钱子 1 个（油炸）。7 剂，水煎服，一日1剂。

2012年6月15日二诊：患者自述服药后疼痛减轻，舌红少苔，脉沉滑略数。药证相符，仍守前方再合桂枝茯苓丸：北沙参15g，潞党参15g，人参须15g，太子参15g，生地黄12g，山茱萸30g，山药10g，甘草6g，木瓜30g，薏苡仁30g，川牛膝15g，威灵仙10g，三棱10g，莪术10g，海藻15g，昆布15g，当归10g，桃仁10g，红花6g，川乌15g（先煎1h），草乌15g（先煎1h），辽细辛15g（先煎1h），雷公藤20g（去皮，先煎1h），马钱子1个（油炸），桂枝10g，茯苓12g，丹皮6g。10剂，水煎服，三日2剂。

2012年7月2日三诊：患者述疼痛明显减轻，已能行走活动，潮热盗汗，疲乏纳少，舌红，苔薄黄，脉沉弦细弱。调整处方，给予兰州方、复方川草乌合剂合当归六黄汤加味：北沙参15g，潞党参15g，人参须15g，太子参15g，生地黄12g，山茱萸30g，桃仁10g，川乌15g（先煎1h），草乌15g（先煎1h），辽细辛15g（先煎1h），雷公藤20g（去皮，先煎1h），马钱子1个（油炸），桂枝10g，茯苓12g，丹皮6g、青蒿10g，鳖甲15g（先煎），知母20g，山药10g，麦冬10g，五味子6g，白芍10g，浮小麦30g，大枣4枚、甘草6g。10剂，水煎服，三日2剂。患者长期坚持治疗，目前病情尚在控制之中，一般状况较好。

七、古今各家学说荟萃

《素问·骨空论》："任脉为病，……女子带下瘕聚。"

《金匮要略·妇人杂病脉证并治》："妇人之病，因虚积冷结气，为诸经水断绝，至有历年，血寒积结，胞门结，寒伤经络凝坚，……在下未多，经候不匀，令阴掣痛，……此皆带下，非有鬼神，久则羸瘦。"

《备急千金要方》："崩中漏下，赤白青黑，腐臭不可近，令人面黑无颜色，皮骨相连，月经失度，往来无常，小腹弦急，或苦绞痛上至心，两胁肿胀，食不生肌肤，令人偏枯，气息乏少，腰背痛连胁，不能久立，每嗜卧困懒。"

《诸病源候论》曰："崩中之病，是伤损冲任之脉，冲任气虚，不能统制经血，故忽然崩下，谓之崩中……五脏皆虚者，故五色随崩俱下。"

《傅青主女科》曰："妇人有带下而色青者，甚则绿如绿豆汁，黏稠不断，其气腥臭。"

庞泮池：对于妇科肿瘤的治疗，本着本虚标实的原则，通过扶正来提高血象和细胞免疫，改善机体免疫状态，增强外界恶性刺激的抵抗力，抑制癌细胞生长，促进机体恢复，延长寿命，以达到抗癌抑癌的作用，因此中医对癌症的治疗，必须扶正与祛邪两方面应用。

李景顺认为：宫颈癌早期重在攻邪，以化瘀、软坚散结、祛湿解毒为主；中晚期重在扶正，并佐以祛瘀消毒、消坚镇痛之品。

第十七章　恶性淋巴瘤

一、解剖生理及病理

恶性淋巴瘤起源于淋巴结和淋巴组织，其发生大多与免疫应答过程中淋巴细胞增殖分化产生的某种免疫细胞恶变有关系，属免疫系统的恶性肿瘤。按组织病理学改变恶性淋巴瘤分为霍奇金淋巴瘤（简称 HL）和非霍奇金淋巴瘤（简称 NHL）两大类。中国恶性淋巴瘤的发病率男性为 1.39/10 万，女性为 0.84/10 万，其中 HL 仅占整个淋巴瘤的 10% 左右。

生理：淋巴系统由淋巴管道（毛细淋巴管、淋巴管、淋巴干、淋巴导管）、淋巴器官（淋巴结、脾、胸腺、扁桃体）、淋巴组织（含大量淋巴细胞）组成，主要功能有：辅助静脉回流、产生淋巴细胞、过滤淋巴液、参与免疫应答。

病理：

（1）霍奇金淋巴瘤：在肿瘤组织中可找到里 – 斯细胞（Reedsternberg）。淋巴结的原有结构完全丧失而被肿瘤组织代替，其中除无规则地散在着里 – 斯细胞外，尚可游离存在一些淋巴细胞、组织细胞、嗜酸性粒细胞，但数量较少。1966

年霍奇金氏淋巴瘤被分成四个类型：①淋巴细胞占优势型；②结节硬化型；③混合细胞型；④淋巴细胞耗竭型。以上四型中淋巴细胞占优势型是病变早期，免疫功能尚未破坏，患者预后较好；淋巴细胞耗竭型属病变的晚期，免疫机能丧失，患者预后不佳；结节硬化型和混合细胞型多系青年发病，是病理过程由①型向④型过渡的中间变异型，预后亦较好。

（2）非霍奇金淋巴瘤：在肿瘤细胞中找不到里－斯细胞。非霍奇金淋巴瘤病变的淋巴结构有不同程度的破坏，但有一些类型的淋巴结构可以完全保存，大多数非霍奇金淋巴瘤的瘤形态基本上为不同分化程度的淋巴细胞，往往以一种类型的细胞为主，同一病灶中可以出现不同分化程度的瘤细胞，1982年美国国立癌症研究所制订了非霍奇金淋巴瘤国际工作分类，依据HE染色的形态学特征将非霍奇金淋巴瘤分为10个类型，其中低度恶性的有小淋巴细胞型，滤泡性小裂细胞型，滤泡性小裂细胞与大细胞混合型。中度恶性的有滤泡性大细胞型、弥漫性小裂细胞型、弥漫性小细胞与大细胞混合型、弥漫性大细胞型。高度恶性的有免疫母细胞型，淋巴母细胞型，无小裂细胞型。

二、诊断及治疗

（一）临床诊断

1. 霍奇金淋巴瘤

见于青年者多，起病多以颈部、锁骨上、腋窝之无痛性淋巴结肿大为特点，有少部分患者表面淋巴结不大，而深层淋巴结肿大，以纵膈淋巴结肿大为多见，可出现一系列纵膈压迫症状，如咳嗽、心悸、食物阻塞感、何纳氏征（一侧眼睑下垂、眼裂缩小、瞳孔散大等）、上腔静脉阻塞综合征（头面及胸背、上肢肿胀），大约有一半的病人出现持续性发烧、乏力、盗汗，一部分病人产生全身皮肤瘙痒，脾大及肝脏肿大者亦不少见，少数病人可见黄疸。

2. 非霍奇金淋巴瘤

发病年龄相对较大，中年人居多，男多于女，虽然也有颈部和锁骨上淋巴结肿大的体征，但较之 HD 为少。NHL 之特点是大多有远处扩散和结外侵犯的倾向，常以高热或各器官、各系统症状为主要临床表现。咽环淋巴病变临床有吞咽困难、鼻塞、鼻出血及颌下淋巴肿大。胸部累及肺门和纵膈，半数有肺浸润或胸腔积液，可致咳嗽、胸闷、气短。累及胃肠道的部位以回肠为多，其次是胃，结肠少见，临床有腹块、腹泻、腹痛等症状，个别病人可因肠出血、肠梗阻急诊手术。肝大、黄疸仅见于较后期的患者。原发于脾的非霍奇金淋巴瘤较少见。腹膜后淋巴结肿大可压迫输尿管，引起肾盂积水，肾肿大，肾功能损害。中枢神经系统病变累及脑膜和脊髓，硬膜外肿块可导致脊髓压迫症。骨骼损害以胸椎及腰椎最常见，表现为骨痛、胸椎及腰椎破坏、脊髓压迫等。约 20% 的患者在晚期累及骨髓，发展为急性淋巴细胞性白血病。皮肤受累表现为肿块、皮下结节、溃疡、浸润性斑块等。

3. 临床分期

按照1966年制订的霍奇金淋巴瘤临床分期方案进行分期，

非霍奇金淋巴瘤也参考使用。

临床Ⅰ期：病变仅限于淋巴结区或单个结外器官受累

临床Ⅱ期：病变累及横膈同侧两个或更多的淋巴结区，或病变局限侵犯淋巴结以外器官及横膈同侧一个淋巴结区以上淋巴结区。

临床Ⅲ期：横隔上下均有淋巴结病变。可伴有脾累及、结外器官局限受累，或脾与局限性结外器官受累。

临床Ⅳ期：一个或多个结外器官受到广泛性或播散性侵犯，伴有或不伴有淋巴结肿大。肝脏或骨髓只要受到累及均为Ⅳ期。在临床上Ⅲ期、Ⅳ期病变患者年龄大于60岁、结外病变一处以上、一般情况差、血清碱性磷酸酶升高，是恶性淋巴瘤预后不良的五个因素。

实验室检查：血常规、生化，初诊患者可通过骨髓穿刺涂片和活检来进行病理分型；**影像学检查**：CT、MRI检查是淋巴瘤分期和疗效评价的重要手段；**消化内镜检查**：对于原发与消化道的淋巴瘤，内镜是常用的检查手段；**PET/CT检查**：PET-CT已经成为HL、DLBCL分期和疗效评价的推荐手段；**病理学检查**：组织学活检是诊断淋巴瘤的金标准。

（二）西医治疗

由于化疗药物的进展及放疗技术的改进，本病的疗效已有显著的改善，尤以霍奇金淋巴瘤疗效较好，一部分病例可望达到近期治愈。近年来在服用中药之同时进行化疗或放疗，可明显减少化疗或放疗之毒、副作用，同时可增加化疗、放疗之疗效。在化疗或放疗中必要时还可采用转移因子、胸腺肽、免疫核糖核酸等生物制剂以增强机体免疫力。

（1）放射治疗：本疗法对霍奇金淋巴瘤特别是Ⅰ期、Ⅱ期病变较好，非霍奇金淋巴之疗效则远不如前者。通常采用超高电压大剂量放射治疗。霍奇金淋巴瘤患者放疗后生存期超过 10 年者约一半，方法 60Go 照射、直线加速器照射等。

（2）化学疗法：HL 治疗方案包括 ABVD、MOPP、BEAC-OPP 方案；NHL 可选择 CHOP、R-CHOP、CHOEP、FCR 等方案。

（3）靶向及免疫治疗：利妥昔单抗（美罗华）主要用于复发或化疗耐药的惰性 B 细胞淋巴瘤；PD-1 抑制剂已批准用于 HL 的治疗，并显示出了良好的疗效。

（4）介入治疗：淋巴瘤无明显优势，目前化疗仍是淋巴瘤治疗的主角，且效果较好。若有脏器转移者及后期无法进一步化疗者，介入治疗可取得一定疗效，可参考相关章节予以治疗。

三、裴正学教授思维方法

裴正学教授认为：中医对"瘰疬""阴疽""石疽""失荣""恶核"的论述大体与本病相类似，认为此病的病因大体系七情之气失调，肝气郁结，由气郁而血瘀，由血瘀而痰凝。发于气者尚无形，发于血者虽有形而难呈核疳，发于痰者则如豆、如卵、如拳、如斗。痰凝于气血之间，痰凝为主，气滞血瘀兼而有之，久则必有化火、伤阴、食气之弊，因此恶性淋巴瘤初起时大多属于痰核流注兼气滞血凝，中、晚期则可见化火、伤阴、食气等兼证。正气亏虚、痰瘀互结为本病病机，正虚为本，痰瘀为标，本虚标实为其病机特点，扶正固本为治疗此病贯穿始终的大法。

四、中医辨证分型及方药

1. 痰核流注、气滞血瘀型

证见：颈项、腋窝、锁骨以及全身的淋巴结肿大，无疼痛，无压痛，除局部症状外，全身似无感觉，脉沉弦细，舌质红，苔薄白。治当活血化瘀、化痰散结。

方药：赤通汤、四宝二山汤、消瘰丸加味，方药：赤芍 10g，木通 6g，当归 10g，小茴香 10g，乌药 10g，何首乌 15g，白芷 6g，枳壳 10g，生地 12g，胆南星 10g，独活 12g，白芍 15g，党参 15g，黄芪 15g，半夏 10g，陈皮 6g，山药 10g，白芥子 10g，金银花 15g，甘草 6g，玄参 15g，牡蛎 15g（先煎），浙贝母 15g，三棱 10g，莪术 10g，海藻 10g，昆布 10g，黄药子 10g，山慈菇 15g，夏枯草 15g，汉三七 6g（分冲）、水蛭 3g（分冲）。水煎服，每日 1 剂。加减法：发烧者青蒿鳖甲汤、人参白虎汤、麻黄桂枝合剂辨证用之；口干加花粉 20g、玉竹 20g。

2. 痰核流注、阴阳失和型

证见：全身淋巴结肿大之外，尚有发热不退，盗汗不止，舌绛红无苔，胸闷喘咳，腹满腹痛，大便干结，小便短赤，一部分患者出现腹水，全身浮肿，晚期患者出现消瘦、贫血、恶病质，脉滑数。治当清热泻火、益阴和阳。

方药：兰州方、人参白虎汤加味，三术青草增液汤亦可用之。方药：党参15g，人参须15g，太子参15g，北沙参15g，生地12g，山药10g，山茱萸30g，桂枝10g，白芍10g，生姜6g，甘草6g，大枣4枚、浮小麦30g，麦冬10g，五味子3g，黄连6g，黄芩10g，黄柏12g，生石膏30g（先煎）。水煎服，一日1剂。加减法；大便干结加大黄10g（后下）、芒硝10g（冲化）；腹满胀加枳实10g、厚朴10g、大黄10g；舌绛无苔加知母10g、黄柏10g；腹水加大腹皮15g、葫芦皮15g、车前子15g；高热不退加竹叶石膏汤；盗汗不止，青蒿鳖甲汤、当归六黄汤加减用之。

上述二型，前者为本病之早期，后者为本病之中、晚期。其中赤通汤由赤芍10g，木通6g，当归10g，小茴香10g，乌药10g，何首乌15g，白芷6g，枳壳10g，生地12g，胆南星10g，独活12g组成；四宝二山汤由白芍15g，党参15g，黄芪15g，半夏10g，陈皮6g，山药10g，白芥子10g，金银花15g，甘草6g组成；三术青草增液汤由三棱10g，莪术10g，青皮6g，夏枯草15g，生地12g，玄参15g，胆南星10g，独活12g，白芍15g，川芎6g，当归10g，山药10g，山茱萸30g，丹皮6g，泽泻10g，煅瓦楞15g，牡蛎15g（先煎），浙贝母15g组成。另外，兰州方是淋巴瘤中医扶正固本治疗的基础方，配合化疗，加减应用半夏泻心汤、青蒿鳖甲汤、当归六黄汤、人参白虎汤、麻黄桂枝合剂、竹叶石膏汤等具有较好疗效。

五、裴正学教授淋巴瘤用方解析

基础方：兰州方。该方由六味地黄汤、生脉散、甘麦大枣汤、桂枝汤四方化裁而成。方中潞党参、太子参、人参须、北沙参大补中气以扶后天之本；生地黄、山茱萸、山药补肾填精以固先天之本；生脉散健脾补肺，益气养阴；甘麦大枣汤养心安神；小建中汤内健中焦、外和营卫以安脏腑阴阳之失调。全方补肾健脾、扶正固本。

加味消瘰丸：出自《医学心悟》。由玄参15g，浙贝母15g，牡蛎15g（先煎）。本方为消瘰专方，具有清热滋阴，化痰软坚的功效。方中玄参清热滋阴，凉血散结；牡蛎软坚散结；贝母清热化痰。三药合用，可使阴复热除，痰化结散，使瘰疬自消。亦可用于痰核。本方所治瘰疬，是由肝肾阴亏，肝火郁结，灼津为痰而成。

六、裴正学教授临床病案举例

例1：陈某某，女，48岁，以"腹胀、腹水2年余，加重半年"于1992年9月转入甘肃省肿瘤医院。2年前自觉乏力，盗汗，腹部逐渐胀满、膨隆，曾在某医院诊断为"结核性腹膜炎"，并系统采用抗痨药物治疗，先后腹穿10余次，抽出腹水总计达20000ml。治疗历时半年，病情越来越重，腹水增长迅速，全身状况极差。体查：T36.2℃，P120次/分，Bp 13/8kPa，极度消瘦、衰竭、恶病质，除右颈部可触及一个蚕豆大小淋巴结外，余浅表淋巴结均未触及，心肺（-），腹部高度膨隆，腹围 90cm，叩诊腹水大量。血常规示：HGB 100g/L，WBC 12.9×10^9/L，N 82 ％，L 18 ％，PLT 60×10^9/L，尿分析示：BIL：Small，KET：0.5mmol/L，PRO：0.3g/L，UBG：33μmmol/L，NIT：POS，LEU：$12/\mu l$，血沉 55mm/h。腹水脱落细胞示：成团变性细胞（不排除恶性肿瘤），CT 示：腹膜后恶性肿瘤可疑。请裴正学教授会诊后指示："此大量腹水可能系恶性淋巴瘤所致，建议取颈淋巴结活检，同时进行化疗。"为减少化疗副作用，提高化疗药物疗效，配合中药兰州方加味：党参 15g，人参须 15g，太子参 15g，北沙参 15g，生地 12g，山药 10g，山茱萸 30g，桂枝 10g，白芍 10g，生姜 6g，甘草 6g，大枣 4 枚、浮小麦 30g，麦冬 10g，五味子 3g，大腹皮 15g，葫芦皮 15g，车前子 15g。每日 1 剂，水煎分服，同时服用自制药古圣Ⅱ号，化疗方案 CHOP，即 CTX 600mg/周静滴，VCR 2mg/周静滴，PCZ 50mg po tid，3 周 1 疗程，休息 1 周后继续，共进行 3 个疗程，患者腹水逐日减少，化疗结束时，腹水完全消失，体质恢复，可下地活动。血常规示：HGB 130g/L，WBC 6.8×10^9/L，N 76％，L 24％，血沉 6mm/h，其余检查均未见异常，病理活检报告:恶性淋巴瘤（NHL）。出院后长期服用以兰州方为核心的中药，至今生存。

例 2:董某某，男，43 岁，以"腹胀，腹水半年"于 1992 年 8 月转入甘肃省肿瘤医院。谓半年前因劳累、受凉而发生腹胀，随后腹水。曾于某医院诊断为"肝硬化腹水"，系统采用保肝、利水治疗 5 月余无效，病情明显加重。体查：T36.1 ℃，P87 次 / 分，Bp 97/67mmHg，精神差，慢性消耗病容，全身浅表淋巴结未触及，心肺（－），腹部膨隆，腹壁静脉显见，但无曲张，肝、脾肋下未触及，腹水大量，腹围98cm，肠鸣音不亢进，双下肢无浮肿。血常规示：HGB138g/L，WBC 8.2×10^9/L，N 86%，L 14%，血沉5mm/h，尿分析：SG>1.030，NIT：POS，肝功、蛋白电泳及三系统均未见异常。同位素检查示：SA 777 μg /ml，β 2－MG：3.08 μg/L，其余（－）。B超示：肝硬化腹水可疑，左肝大。裴正学教授会诊后建议："首先取腹水化验并进行化疗，方案COPP，药物用法同前例患者。"共进行5个疗程，间隔期为3周，中药赤通汤、四宝二山汤、消瘰丸加味：赤芍10g，木通6g，当归10g，小茴香10g，乌药10g，何首乌15g，白芷6g，枳壳10g，生地12g，胆南星10g，独活12g，白芍15g，党参15g，黄芪15g，半夏10g，陈皮6g，山药10g，白芥子10g，金银花15g，甘草6g，玄参15g，牡蛎15g（先煎），浙贝母15g，三棱10g，莪术10g，海藻10g，昆布10g，黄药子10g，山慈菇15g，夏枯草15g，大腹皮15g，葫芦皮15g，车前子15g。水煎服，每日1剂。同时服用自制药古圣Ⅱ号。腹水完全消失，B超无异常可见。化验室检查均正常，患者临床病愈出院。腹水化验：大量淋巴细胞，病理提示：恶性淋巴瘤（NHL）。8年后失访。

例3：黄某某,女,59岁,以"左颈淋巴结肿大4月,伴红、肿、热、痛1月"于1992年6月转入甘肃省肿瘤医院。谓院前4月无明显诱因出现左颈部淋巴结肿大如蚕豆,无其他症状。某医院诊断为"颈淋巴结结核",系统抗痨治疗3月余,淋巴结进一步增大,且伴红、肿、热、痛,遂转入甘肃省肿瘤医院。体查：T36.3℃，P74次/分，Bp12/8kPa，营养不良，慢性病容、精神差，左颈部触及大小为2.3cm×2.4cm肿大淋巴结，分叶状、表面尚光滑、质硬、活动性差，伴红、肿、热与压痛，自觉有跳痛。心肺（－），腹软、腹水征（－），B超及胸部拍片均未见异常，正常心电图。血常规示：HGB 130g/L，WBC 8.8×10⁹/L，N 84%，L 16%，PLT 160×10⁹/L，镜检白细胞：1～7/HP，血沉75mm/h，同位素查示：DNA-p（＋），余（－）。淋巴结活检：恶性淋巴瘤（HD）。即行化疗，方案CHOP，药物用法同前例患者，中药以三术青草增液汤加味：三棱10g，莪术10g，青皮6g，夏枯草15g，生地12g，玄参15g，胆南星10g，独活12g，白芍15g，川芎6g，当归10g，生地12g，山药10g，山茱萸30g，丹皮6g，泽泻10g，煅瓦楞15g，牡蛎15g（先煎），浙贝母15g，黄药子10g，山慈菇15g，夏枯草15g，汉三七6g（分冲），水蛭3g（分冲）配合。进行4个疗程后，患者颈部肿块完全消失，血沉5mm/h，其余化验查均未见异常，临床痊愈出院，一直服用上方粉剂。追踪至今无复发。

七、古今各家学说荟萃

《灵枢》："寒热瘰疬在于颈者，皆何气使生？此皆鼠瘘寒热之毒气也，留于脉而不去者也。……鼠瘘之本皆在于脏，其末上出于颈腋之间。其浮于脉中，而未内著于肌肉，而外为脓血者，易去也。……决其生死奈何？岐伯曰：反其目视之，其中有赤脉，上下贯瞳子，见一脉，一岁死；见一脉半，一岁半死；见二脉，二岁死；见二脉半，二岁半死；见三脉，三岁而死。见赤脉不贯瞳子，可治也。"

《中藏经·卷上》："阳施于形，阴慎于精，天地之同也，失其守，则蒸而热发，否而寒生，结作瘿瘤。"

《金匮要略》："人年五六十，其病脉大者，痹侠背行，若肠鸣，马刀侠瘿者，皆为劳得之。"

《诸病源候论·恶核肿候》："恶核者，肉里忽核，累累如梅李，小如豆粒，皮肉燥痛，左右走身中，卒然而起，此风邪挟毒所成，其亦似射工毒，初得无常处，多恻恻痛，不即治，毒入腹，烦闷恶寒即杀人，久不瘥，则变作瘘。"

《丹溪心法·瘿气》："瘿气先须断厚味，结核或在项，在颈，在臂，在身，如毒者，多呈湿痰流注，作核不散。"

《景岳全书·外科》："累累然若贯珠，其候多生于耳前后，连及颐颈，下至缺盆及胸腋之侧，又谓之马刀。其起如豆粒，渐如梅李核，或一二粒，或三五粒，按之则动而微痛，不甚热，久之，则益甚，或颈项强痛，或午后发热，或夜间口干、饮食少思、四肢倦怠，或坚而不溃，或溃而不合，皆由气血不足，故往往变为劳瘵。"

周岱翰认为：恶性淋巴瘤的病机为痰结与内虚，故祛痰与补虚为辨证论治的关键，临床种种病状与不同预后，皆源于"痰""虚"两途，故治疗应从"痰结""内虚"而治。

余桂清认为：恶性淋巴瘤的临床治疗过程中，应注重扶正与祛邪、局部与整体及中西医结合分阶段治疗：第一阶段要充分祛邪，最大限度地降低肿瘤负荷；第二阶段要重视保护骨髓和免疫功能；第三阶段再次强化治疗，消灭残余癌细胞；第四阶段通过中西结合的优势，提高机体免疫功能使病情巩固，使病人得到较好的康复。

第十八章　骨肿瘤

一、概说

骨肿瘤是发生于骨骼或其附属组织的常见肿瘤。有原发性和继发性、良性和恶性之分。良性肿瘤中的骨软骨瘤、巨细胞瘤，恶性骨肿瘤中的骨肉瘤、软骨肉瘤等占有较大比例，男性多于女性，其中以骨巨细胞瘤最常见，发病年龄男性为15～24岁，女性为5～14岁。良性骨肿瘤易根治，预后良好，恶性骨肿瘤发展迅速，预后不佳，死亡率高。

病理：

按病理学分类法分四型即：高分化、中分化、低分化、未分化；临床上常根据骨肿瘤发生部位不同分为：骨肉瘤、尤文氏肉瘤、软骨肉瘤、纤维肉瘤、骨的低分化梭形细胞肉瘤、巨细胞肉瘤，骨转移瘤是骨肿瘤中较为特殊的一种，是由原发灶的肿瘤细胞转移到骨而成，原发肿瘤通过淋巴系统和血液循环系统发生骨转移，尤其血行转移中，瘤细胞可越过肺和肝，或通过缓慢流动的椎静脉系统逆行到达骨骼任何部位。骨转移最常见的原发癌瘤为乳腺癌、肺癌、宫颈癌、甲状腺癌、前列腺癌、胃癌、胰腺癌等。

1. 成骨性肿瘤

（1）良性：骨瘤、骨样骨瘤和骨母细胞瘤。

（2）恶性：成骨肉瘤、皮质旁成骨肉瘤。

2. 成软骨性肿瘤

（1）良性。

（2）恶性：软骨肉瘤、近皮质软骨肉瘤、间叶性软骨肉瘤。

3. 骨巨细胞瘤

4. 骨髓肿瘤：尤文氏肉瘤、骨网织细胞肉瘤、骨淋巴肉瘤、骨髓瘤。

5. 脉管肿瘤

6. 其他结缔组织肿瘤

（1）良性：成纤维性纤维瘤、脂肪瘤。

（2）恶性。

7. 其他肿瘤

8. 未分化类肿瘤

9. 瘤样病变

二、诊断及治疗

（一）临床诊断

骨肿瘤的临床表现主要是：骨痛、肿块和病理性骨折，某些骨肿瘤还可以发热、贫血等为主要临床表现。良性骨肿瘤生长缓慢，疼痛轻微或不痛。恶性肿瘤呈浸润性生长，发展迅速，早期出现疼痛并呈进行性加重。后期出现贫血及恶病质，并可发生多处转移病灶，其中以肺部转移最多见。

（1）疼痛：是骨肿瘤的一个主要症状，疼痛、压痛、肿胀，患肢活动障碍。

（2）肿块：往往表现在肢体或躯干的异常隆起。

（3）年龄分布：人群中因恶性肿瘤死亡者有两个年龄的高峰。一个为 15～20 岁，另一个为 30～75 岁。

（4）部位特征：某些骨肿瘤有比较特定的好发部位。大约半数的骨肉瘤发生于股骨，80% 发生在膝关节周围，其他依次为胫骨、肱骨、骨盆、颌颚、腓骨和肋骨。

X 线平片：骨骼 X 射线平片是诊断骨肉瘤的最常用的检查方法，X 线表现骨肿瘤源自干骺端或在骨骺板尚未闭合时的干骺端骨干侧，呈偏心性、溶骨性破坏，迅速在骨内扩展，边界不清。向相邻皮质骨浸润，早期出现放射状骨膜反应（Codman 三角或"日光"放射状表现）或不规则形新生骨。骨骺板常被破坏而关节软骨常保持完整。骨质破坏呈 X 线透光性时，称为溶骨性骨肉瘤；骨质破坏后而生骨致硬化呈 X 线不透光性时，为硬化性骨肉瘤。CT：可以准确地显示骨肿瘤在骨内和骨外的范围，可在横断面上准确地显示出肿瘤及其周围关系。利用不同的窗口来检查皮质骨、髓内腔隙部的肌肉和骨外软组织受累范围。MRI：在骨组织肉瘤的诊断方面具有良好的、清晰的对比度，可以在任何平面成像。MRI 可使骨髓腔成像，并能发现肿瘤及肿瘤的骨外部分，可以很好地评价肿块与周围软组织、神经及关节的关系。目前，MRI 是髓内骨肉瘤和跳跃性转移灶诊断最好的方法。骨活检：骨活检是治疗前的一个重要步骤，常用的活检方法，主要包括针吸活检和切开活检。熟悉活检部位的局部解剖和必要的活检技术是成功的关键。其他：放射性核素全身骨扫描有助于确定多骨骼受累、转移灶以及肿瘤在骨内的范围。静脉造影有助于识别肿瘤与邻近大血管的关系。血清碱性磷酸酶及乳酸脱氢酶的升高有助于骨肉瘤的辅助诊断。任何骨肉瘤患者均需要进行常规胸部平片检查，一旦发现有问题则需进一步行胸部 CT 检查。

（二）、西医治疗

1. 骨肿瘤的治疗方法主要包括

手术治疗、放射治疗、化学治疗、免疫治疗以及多种方法1连用的综合治疗，其中手术治疗仍然为首选的治疗手段，在延长生命基础上，尽最大可能保存肢体。恶性骨肿瘤对化疗较不敏感，文献报告有效率依次为：IFO 33%、DDP 33%、ADM 26%、CTX 15%、MEL 15%、ACD 15%、DTIC 14%、MMC 13%，对恶性骨肿瘤的化疗多采用联合化疗，比较常用的药物主要有：ADM、VCR、DDP、HDMTV、CTX 等，临床上常常根据作用机理和毒性不同，联合使用两种或两种以上的药物。目前尚未确定最佳治疗方案，已被认可确有疗效的联合化疗方案为 "VAMCC" 方案（VCR、ADM、MTX、CF、CTX）等。

2. 介入治疗

（1）动脉内灌注化疗：适用于血供丰富的各种原发性和继发性恶性骨肿瘤，无绝对禁忌证。

（2）经皮椎体成形术：是在影像增强装置监视下，经皮穿刺向椎体内注射骨水泥，治疗脊柱溶骨性破坏及钙缺失病变的一种新技术。PVP 主要应用于治疗椎体血管瘤、椎体骨质疏松性压缩骨折、椎体转移瘤和骨髓瘤等良恶性病变。近年来 PVP 在中国得到了迅速的推广应用和发展，技术日趋成熟。

三、裴正学教授思维方法

裴正学教授认为：骨肿瘤发生为内、外因两种，总的发病机制是：阴阳失调，正虚邪入，以致气滞、血瘀、痰积、毒聚，蕴结变化而形成骨肿瘤，根据骨肿瘤正虚邪实的病机特点，临证需明辨寒、热，虚、实，采用"实则泄之，虚则补之""虚实夹杂，攻补兼施"的治疗原则。裴正学教授根据《医宗必读》"积之成也，正气不足而后邪气踞之"，指出正虚是肿瘤发生、发展的根本原因。应用中医药扶正固本、急则治其标、缓则治其本的治疗原则，并与手术、放疗、化疗等配合，提高患者生活质量，一定程度上延长了患者的生存期。

四、中医辨证分型及方药

1. 阴寒凝滞

证见：骨瘤初起，局部肿块，酸楚轻痛，皮色不变，其痛多昼轻夜重，遇寒加重，压痛不显，甚至不痛，舌质淡紫，苔薄白，脉细涩。治则：温阳开凝，通络止痛。

方药：阳和汤、复方川草乌合剂加减：肉桂 3g，炮姜 6g，鹿角霜 15g，补骨脂 10g，透骨草 15g，骨碎补 10g，威灵仙 15g，制川乌 15g（先煎 1h），制草乌 15g（先煎 1h），细辛 15g（先煎 1h），雷公藤 15g（先煎 1h），马钱子 1 个（油炸）、路路通 15g，白芥子 10g，当归 10g，炙黄芪 15g，地龙 12g，木瓜 10g。水煎服，一日 1 剂。加减：病在下肢加四妙散；上肢者加桂枝汤；胸胁部加小柴胡汤；纳呆加白术、砂仁等。

2. 毒热蕴结

证见：病变局部酸痛、肿胀，坚硬如石，局部温度较高，时如火烧，皮色变紫，功能障碍，转侧艰难，精神倦怠，口干，便干尿赤，舌质红，苔薄黄，脉弦数。治则：清热凉血，解毒消痈。

方药：清营汤、四妙勇安汤、抗癌五味消毒饮加减：金银花 15g，连翘 15g，白花蛇舌草 15g，虎杖 15g，紫地丁 30g，草河车 15g，天冬 10g，麦冬 10g，生地 12g，玄参 15g，黄连 6g，当归 10g，半枝莲 15g，丹皮 9g，赤芍 10g，丹参 10g，寻骨风 15g，透骨草 15g，乳香 6g，没药 6g。水煎服，一日 1 剂。加减：伴见发热、口渴、心烦者加生石膏、知母以退热除烦，生石膏汤亦可用之。

3. 痰瘀内阻型

证见：面色晦暗，皮色暗红或紫，骨瘤迅速增大，固定不移或破溃泛脓，疼痛加重，刺痛灼痛，肢体活动障碍，时伴发热，舌质紫暗，或瘀斑，苔厚腻，脉涩，或弦滑。治则：活血化瘀，清热解毒。

方药：桃红四物汤加味：桃仁 10g，红花 6g，当归 10g，乳香 6g，没药 6g，补骨脂 10g，透骨草 15g，元胡 10g，僵蚕

10g，白芍 15g，川楝子 20g，全蝎 6g，忍冬藤 15g，蒲公英 30g，白花蛇舌草 30g，生地 12g，川牛膝 15g，生甘草 6g，侧柏叶 15g，半枝莲 30g，伸筋草 15g。水煎服，一日 1 剂。加减:痛甚加复方川草乌合剂（制川乌、制草乌、细辛、雷公藤、马钱子）。

4.脾肾两虚

证见:局部隆起包块，疼痛难忍，日轻夜重，低热，消瘦，盗汗，全身衰竭，胀痛纳差，四肢乏力，腰膝酸软，面容憔悴，舌淡苔薄白，脉细弱。治则：补益气血，健脾益肾。

方药：当归拈痛汤、四君子汤、四物汤加减，兰州方亦可用之：生地 12g，太子参 15g，黄芪 30g，炒白术 10g，当归 10g，川芎 10g，熟地 12g，赤芍 10g，白芍 15g，狗脊 15g，骨碎补 10g，补骨脂 10g，自然铜 15g（先煎），寻骨风 15g，透骨草 15g，丹皮 10g，女贞子 15g，蒲公英 30g，半枝莲 30g。加减：腰酸痛者加川续断、杜仲；大便溏薄者加肉豆蔻、淮山药；低热不退者加青蒿、银柴胡；夜寐不安者加裴氏酸枣仁汤。

五、裴正学教授临床病案举例

例 1：张某，男，6 岁，2011 年 10 月 15 日初诊，患者于 2011 年 8 月在兰州大学第二医院确诊为成骨肉瘤，先后到兰州军区总医院、北京 301 医院检查，均诊断为此病，建议手术治疗，患者家属拒绝，故求治于裴正学教授。诊见：左臂肿块，大小约 10cm×6cm，质硬疼痛，左上肢活动不利，舌质淡白，脉虚细。

【西医诊断】成骨肉瘤。

【中医辨证】脾肾两虚、痰瘀互阻。

【治则】健脾补胃，活血化瘀。

【处方】给予兰州方加味：北沙参15g，潞党参15g，人参须15g，太子参15g，生地黄12g，山茱萸30g，山药10g，麦冬10g，五味子6g，白芍15g，浮小麦30g，桂枝10g，大枣4枚、甘草6g，马钱子1个（炸）、土大黄15g，水蛭10g（分冲）。14剂，水煎服，一日1剂。中成药予以：消风2号2瓶，用法：2粒，口服，一日2次。升血颗粒14包，用法：1包，口服，一日2次。

2011年11月2日二诊：患者服药后病情平稳，舌脉同前。患儿之病虽非小恙，但观其舌脉脾肾不足为其发病之根源，实证宜治，虚证难疗，治疗不可急于求功，当本"扶正即所以祛邪"之法，缓图其效。故仍以前方继进30剂。

2012年12月5日三诊：患者服药后左臂肿块稍有缩小，疼痛减轻，舌淡白苔薄白，脉虚细。仍以扶正培本为主，前方继服30剂。药后病情进一步好转，坚持治疗1年后左臂肿块完全消失，复查X线未见异常。患者家属又到北京301复查，结果提示未见异常。

例2：张某，女，47岁，2012年12月25日初诊，患者于2012年8月因左小腿肿痛在甘肃省多家医院诊治，确诊为左胫骨恶性巨骨细胞瘤，并在甘肃省中医院行截肢手术，术后病理示：左胫骨恶性巨骨细胞瘤。术后术部仍疼痛难忍，故求治于裴正学教授。诊见：面色晦暗，皮色暗红或紫，术部疼痛加重，肢体活动障碍，舌质紫暗，或瘀斑，苔厚腻，脉涩，或弦滑。

【西医诊断】左胫骨恶性巨骨细胞瘤。

【中医辨证】痰瘀互阻。

【治则】活血化瘀、止痛。

【方药】桃红四物汤、复方川草乌合剂加味：桃仁 10g，红花 6g，当归 10g，乳香 6g，没药 6g，补骨脂 10g，透骨草 15g，元胡 10g，僵蚕 10g，白芍 15g，川楝子 20g，全蝎 6g，忍冬藤 15g，蒲公英 30g，白花蛇舌草 30g，生地 12g，透骨草 15g，川牛膝 15g，生甘草 6g，侧柏叶 15g，半枝莲 30g，伸筋草 15g，制川乌 15g（先煎 1h）、制草乌 15g（先煎 1h）、细辛 15g（先煎 1h）、雷公藤 15g（先煎 1h），马钱子 1 个（油炸）。14 剂，水煎服，一日 1 剂。

2013 年 1 月 8 日二诊：患者服药后疼痛明显减轻，故仍以前方继进 30 剂。

2013 年 2 月 5 日三诊：患者服药后疼痛基本消失。以兰州方为主方，以扶正培本为主，北沙参 15g，太子参 15g，人参须 15g，潞党参 15g，生地 12g，山茱萸 30g，桃仁 10g，红花 6g，当归 10g，乳香 6g，没药 6g，补骨脂 10g，透骨草 15g，元胡 10g，僵蚕 10g，白芍 15g，川楝子 20g，全蝎 6g，忍冬藤 15g，蒲公英 30g，白花蛇舌草 30g，川牛膝 15g，生甘草 6g，侧柏叶 15g，半枝莲 30g，伸筋草 15g，制川乌 15g（先煎 1h）、制草乌 15g（先煎 1h）、细辛 15g（先煎 1h）、雷公藤

15g（先煎 1h），马钱子 1 个（油炸）。继服 30 剂。随后患者再未来裴正学教授处就诊。2013 年 6 月患者在甘肃省中医院住院，发现病情恶化，放弃治疗。

六、裴正学教授骨肿瘤用方解析

基础方：阳和汤，出自《外科证治全生集》，熟地 12g，肉桂 5g，麻黄 5g，鹿角胶 10g，白芥子 10g，姜炭 5g，生甘草 6g。本证多由素体阳虚，营血不足，寒凝湿滞所致，治疗以温阳补血，散寒通滞为主。痹阻于肌肉、筋骨、血脉所致，故局部或全身见一系列虚寒表现。方中重用熟地，滋补阴血，填精益髓；配以鹿角胶，补肾助阳，益精养血，两者合用，温阳养血，以治其本，共为君药。少佐于麻黄，宣通经络，与诸温和药配合，可以开腠理，散寒结，引阳气由里达表，通行周身。甘草生用为使，解毒而调诸药。综观全方，补血与温阳并用，化痰与通络相伍，益精气，扶阳气，化寒凝，通经络，温阳补血与治本，化痰通络以治标。用于阴疽，犹如离照当空，阴霾自散，故以"阳和"名之。复方川草乌合剂：川乌 15g（先煎 1h），草乌 15g（先煎 1h），细辛 15g（先煎 1h），马钱子（油炸）1 个 雷公藤 15g（先煎 1h）。方中川草乌、细辛大辛大热，通络止痛；马钱子、雷公藤味苦，大寒，祛风湿，通络止痛，全方寒温并用，共奏通络散结止痛之功效。

七、古今各家学说荟萃

《灵枢》："虚邪之入于身也深，寒与热相博，久留而内著，寒胜其热则骨痛肉枯，……内伤骨，为骨蚀。……有所结，深中骨，气因于骨，骨与气并，日以益大，则为石疽。"

《五十二病方》中最早出现对骨睢（疽）的记载。

《灵枢》对"骨疽"有记载："有所结，深中骨，气因于骨，骨与气并，日以益大，则为骨疽。"

《小品方》中首次提出"石痈"，并对其进行了详尽描述："有石痈者，始微坚，皮核相亲着，不赤，头不甚尖，微痛热，热渐自歇，便极坚如石，故谓石痈，难消，又不自熟，熟皆可百日中也。"

《备急千金要方》中将肿瘤分成瘿瘤、骨瘤、脂瘤、石瘤、肉瘤、脓瘤、血瘤和息瘤八类，首次提出"骨瘤""肉瘤"病名。

《洞天奥旨·卷十一》提出了"石瘤"的病名："亦生皮肤上，按之如有一骨生于其中，或如石之坚，按之为不疼之者是也，故云骨瘤，亦名石瘤。"又说："至于骨瘤石瘤，亦生皮肤之上，按之如有一骨生于其中，或如石之坚，按之不疼者是也。"

《外科正宗》记载："骨瘤者，形色紫黑，坚硬如石，疙瘩高起，推之不移，昂昂坚贴于骨。"

任光荣：肿瘤的产生是在正气亏虚、脏腑虚弱的基础上，外邪与内生的病理产物相搏，气滞血瘀，毒聚痰结，久而成积。故在肿瘤的治法上，主张以扶正培本为主，"养正积自除"。临床应用，根据四诊八纲，辨析病变部位、体质情况、病邪性质，而审证求因，审因论治，确立扶正祛邪、攻补兼施的治疗法则。据研究观察，中晚期恶性肿瘤患者的正气虚，主要以气虚、阴虚及气阴两虚占大多数，所以在扶正培本治疗中晚期恶性肿瘤的法则中以益气养阴法运用最为普遍。在辨别其正气虚弱的基础上，仍需辨其邪之所在。根据恶性肿瘤存在的气滞血瘀、湿聚痰结、热毒内聚等病理状况，可分别选用活血化瘀、祛湿化痰、清热解毒等中药。

周奚钟认为：肿瘤的发生是由于正气不足，阴阳失调，气滞、血瘀、痰凝相互搏结而成。恶性肿瘤的发生、发展与转移根本在于正气亏虚，正虚则机体抵抗力下降，正不胜邪，则疾病发生、发展；正虚则无力廓清余邪，则余毒扩散，发生多脏器侵犯，最终导致正气耗竭，阴阳离决。